AF295819

E. Berger

*Membre correspondant
de l'Académie royale de Belgique.*

Robert Lœwy

*Chef adjoint de clinique gynécologique
à la Faculté de Médecine de Paris.*

Les

Troubles oculaires

d'origine génitale

chez la Femme

Paris, FÉLIX ALCAN, éditeur. 1905.

LES TROUBLES OCULAIRES

D'ORIGINE GÉNITALE

CHEZ LA FEMME

AUTRES TRAVAUX DES MÊMES AUTEURS

DU Dr E. BERGER

Anatomie normale et pathologique de l'œil (Doin, éd.).

Chirurgie du sinus sphénoïdal (Doin, éd.).

Les maladies des yeux dans leurs rapports avec la pathologie générale (Masson, éd.).

DU Dr ROBERT LŒWY

Méthode des greffes péritonéales (Steinheil, éd.).

Les fractures des os longs, leur traitement pratique. En collaboration avec le Dr *Hennequin* (Masson, éd.).

LES
TROUBLES OCULAIRES
D'ORIGINE GÉNITALE
CHEZ LA FEMME

PAR LES DOCTEURS

E. BERGER
Membre correspondant
de l'Académie royale de Belgique.

ROBERT LŒWY
Chef adjoint de clinique gynécologique
à la Faculté de Médecine de Paris.

PARIS
FÉLIX ALCAN, ÉDITEUR
ANCIENNE LIBRAIRIE GERMER BAILLIÈRE ET Cⁱᵉ
108, BOULEVARD SAINT-GERMAIN, 108

1905

Au Docteur S. POZZI

Professeur de Clinique gynécologique à la Faculté
de médecine de Paris.

TABLE DES MATIÈRES

TROUBLES OCULAIRES

D'ORIGINE GÉNITALE

CHEZ LA FEMME

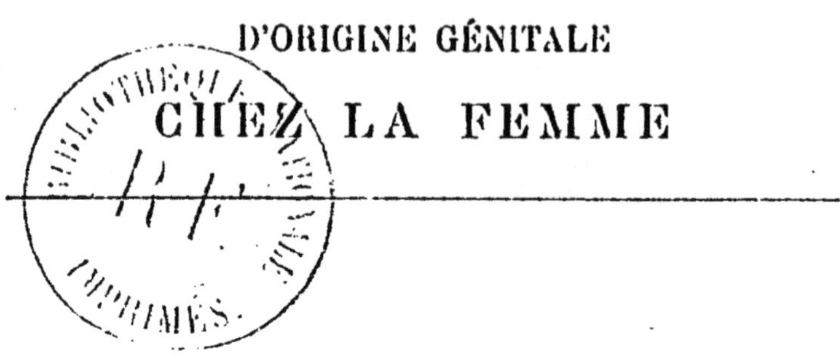

HISTORIQUE

Avant d'aborder l'étude des relations qui existent entre les affections oculaires, et les lésions des organes génitaux chez la femme, il n'est pas inutile d'esquisser rapidement les opinions émises par les anciens auteurs, sur ce sujet peu connu.

Déjà, dans Hippocrate, on remarque que la fièvre puerpérale peut occasionner le strabisme, la cécité ou la surdité (*Hirschberg*, 1). On relève également, dans un ouvrage post-hippocratique, ce fait d'observation clinique que les pertes sanguines, d'origine utérine, peuvent déterminer des maux de tête et des troubles oculaires (*Fries*, 2).

Ce serait faire œuvre intéressante que de rechercher, parmi les anciens auteurs, les descriptions d'affections oculaires, qu'ils jugeaient en rapport avec la menstruation, la gravidité, la puerpéralité et la lactation.

L'ophtalmoscope (1851) a permis d'étudier de

plus près la pathologie des affections visuelles et d'établir une corrélation entre les lésions de l'appareil génital de la femme et celles du tractus uvéal, de la rétine et du nerf optique.

Reconnaître cette corrélation est chose déjà excellente, nous en fournir l'explication vaut mieux ; jusqu'à présent, cette explication n'a pas été donnée, bien qu'on l'ait maintes fois tentée ; et le fait se comprend aisément, puisque les auteurs depuis *Foerster* (1876), faisaient fausse route en s'adressant à la partie la plus obscure de la neuropathologie, celle qui concerne « l'irritation réflexe des nerfs sensitifs, la paralysie des nerfs vaso-moteurs, les congestions réflexes, » etc. (*Foerster*, 3, p. 88.)

Il est curieux de se rendre compte, par exemple, des efforts, que tente un clinicien émérite, comme *Foerster*, pour expliquer, par une congestion sanguine, l'atrophie optique et la neuro-rétinite dans la ménopause.

Une seule partie de la question est bien mise en lumière : l'influence sur l'organe de la vision des altérations sanguines, résultant de l'albuminurie dans le cours de la grossesse pathologique.

Les travaux ultérieurs, parmi lesquels il faut mentionner ceux de *Swanzy* (4), de *Georgeon* (5), de *Mooren* (6), de *Fitzgérald* (7) et de *Kollock* (8), ne présentent rien de particulier.

Seul, *Mooren* a, par des observations nombreuses et intéressantes, considérablement élargi le cadre de la question. Puis vient le travail de *Salo-Cohn* (10), travail important, fait sous l'inspiration de *Pflüger* de Berne et de *Müller*, le gynécologue connu. Mais *Cohn* ne s'affranchit pas des théories congestives, et cherche à expliquer par des phénomènes réflexes les troubles oculaires d'origine utérine.

Avec raison, plusieurs auteurs objectent à *Cohn* que l'infection peut jouer un grand rôle dans les phénomènes pathologiques qui nous occupent.

On peut incriminer également l'auto-intoxication, mise en relief par les travaux de *Bouchard* et de ses élèves, ou les produits de sécrétion des glandes internes, dont *Brown-Séquard* nous a montré l'importance primordiale.

Ces travaux de *Bouchard* et de *Brown-Séquard*, négligés par *Cohn*, éclairent d'un jour nouveau ce chapitre de la pathologie, qui intéresse à la fois les gynécologues et les ophtalmologistes.

Enfin, la question que nous étudions a été traitée dans les travaux publiés par *Batuaud* (9), *Berger* (11), *Knies* (12), *Bellmann* (13), *Landlam* (14), *Ramsay* (15), *Derby* (16), *Wood* et *Wodruff* (17).

Mais, à notre avis, maintes questions, surtout de physiologie pathologique, sont restées sans solution suffisante, même dans les publications plus récentes de *Mooren* (18), de *Schmidt-Rimpler* (19), *Groenouw* (20) et de *Terrien* (21).

Nous croyons donc faire œuvre utile en reprenant le sujet à l'aide de nos documents personnels.

I

MENSTRUATION NORMALE

La menstruation normale ne retentit, en général, que par des symptômes légers sur l'organe visuel. Les cas publiés, d'ailleurs assez rares, d'altérations sérieuses sont peu probants.

La coïncidence de la menstruation avec l'établissement d'un phénomène morbide ne prouve nullement qu'elle en soit toujours cause. Il faut que le même phénomène se reproduise à diverses reprises pendant les règles, pour que l'on puisse lui attribuer une origine menstruelle.

En effet, les probabilités, suivant lesquelles une affection oculaire quelconque peut survenir pendant l'époque menstruelle, varient selon les cas entre un quart et un neuvième (*Groenouw*, 20, p. 155), si l'on compte pour cette époque (phénomènes précédant l'écoulement sanguin compris) une durée de trois à huit jours.

La menstruation peut, de différentes façons, retentir sur l'organe visuel :

1° par voie réflexe (*Foerster*, *Groenouw*) ;

2° par altération de la composition du sang, chargé de produits toxiques ;

3° par des troubles de la circulation sanguine (augmentation de la tension intra-vasculaire) ;

4° par des troubles digestifs accompagnant la menstruation ;

5° par aggravation d'une névrose : hystérie, maladie de Basedow, neurasthénie ;

6° par aggravation, à chaque époque menstruelle, de certaines affections oculaires en évolution.

A. — TROUBLES OCULAIRES D'ORIGINE MENSTRUELLE

Paupières. — On observe très fréquemment, pendant l'époque menstruelle, une teinte bistrée ou bleuâtre des paupières, analogue à celle que l'on constate à la suite des maladies adynamiques, et parfois de fatigues nocturnes de natures variées.

On note moins fréquemment les *œdèmes des paupières* qui, dans la plupart des cas, se développent en même temps sur le reste du corps (œdème généralisé) ou tout au moins en certaines régions. Ces œdèmes, bien étudiés par *Boerner* (22), présentent généralement les caractères d'un œdème blanc. Cependant, il existe, parfois, dit-il, une rougeur de la peau simulant l'érysipèle.

Les cas d'*orgelet*, survenant pendant l'époque menstruelle, se voient également et nous avons assez fréquemment observé des femmes, chez lesquelles l'orgelet revient périodiquement.

Notons en passant un fait curieux, c'est la rareté des observations d'orgelet survenant au moment des règles ; nous n'avons retrouvé dans la littérature médicale que très peu de cas, les voici :

Dianoux (cité par *Lérat*, 238) a soigné une femme de vingt-sept ans, pour une conjonctivite, s'aggravant depuis quatre ans, à chaque époque menstruelle, et se compliquant régulièrement de quelques orgelets à la paupière supérieure. Durant deux grossesses, les orgelets ne se produisirent pas, mais ils réapparurent avec les règles. Un traitement local amena la guérison de l'affection.

Galezowski (24) observa une femme de vingt-cinq ans, qui pendant un an, présenta des orgelets à chaque époque menstruelle.

Pflüger (voir *Cohn*, 10, p. 16), nota chez une femme de trente et un ans, une conjonctivite avec orgelets, à chaque époque menstruelle.

Notons encore les éruptions d'*herpès* fébrile, que *Landsberg* (cité par *Cohn*, 10, p. 13) constata à chaque époque menstruelle ; on remarquait, en même temps, des éruptions analogues sur la conjonctive bulbaire et tarsale.

Dolganow (24) releva un cas d'hémorragie palpébrale à chaque époque menstruelle.

Conjonctive. — Plusieurs auteurs ont observé le développement de *conjonctivites*, aux époques menstruelles.

Outre les cas de *Dianoux* et de *Pflüger*, que nous venons de citer, il faut mentionner l'observation de *Friedenwald* (25) qui, chez une négresse de vingt-huit ans, constata, à six époques menstruelles une

légère conjonctivite, d'une durée de quelques jours;
l'affection guérissait d'elle-même.

Nous avons relevé chez une femme de trente ans,
bien portante et normalement réglée, le développement d'un *gonflement* très accentué des deux conjonctives (*chemosis*), survenant aux époques menstruelles.

Müller (26), a observé une femme de trente-deux
ans chez laquelle, depuis huit ans, se développait
fréquemment pendant l'époque menstruelle un chemosis de la conjonctive, accompagné de sensations
douloureuses.

Ce chemosis n'apparut pas pendant trois grossesses, mais revint avec les règles.

Seelingsohn (26 *a*) décrit également un cas de chemosis, se manifestant à la suite de chaque menstruation.

Nous attribuons volontiers à l'action des substances toxiques la conjonctivite, peut-être certains
cas d'œdème menstruel et les chemosis. Ajoutons
que, dans notre cas et dans ceux de *Muller* et de
Seelingsohn, ainsi que dans ceux observés par
Boerner, il n'y avait pas d'albuminurie.

Les observations d'*hémorragie conjonctivale*, survenant pendant les époques menstruelles sont assez
rares.

Nous avons vu chez une fille bien portante et normalement réglée, âgée de vingt et un ans, une
hémorragie sous-conjonctivale, survenant pendant
les règles et localisée à un œil.

Perlia (27) décrit un cas où, pendant la menstruation, survint une hémorragie d'un plexus vei-

neux du cul-de-sac palpébral inférieur gauche. Cette hémorragie fut favorisée par ce fait que la malade travaillait, en tenant la tête penchée en avant.

Cornée. — On a publié plusieurs cas d'*herpès* de la cornée, se reproduisant à chaque période menstruelle. Ces éruptions sont analogues aux affections herpétiformes, que l'on observe chez nombre de femmes pendant la menstruation.

L'herpès cornéen se développe un peu avant ou au moment des règles.

Dans la littérature, on relève 4 cas ; dont deux relatifs à des malades de *Ransohoff* (28), un de *Landsberg* (29) concernant une fille de quinze ans, et un de *Stuelp* (30) chez une femme au commencement de la ménopause.

Tractus uvéal. — *Mooren* a observé plusieurs sujets chez lesquels, au moment des règles, un léger *iritis* se développa et revint périodiquement dans un œil opéré de cataracte.

Il a constaté également, chez une femme opérée de cataracte, une *hémorragie dans la chambre antérieure de l'œil* (hyphème). Cette hémorragie reparut à six reprises, au moment des règles qui, d'ailleurs, étaient normales.

On cite d'autres cas d'hémorragie revenant périodiquement dans la chambre antérieure [*Jüngken* (31), *Landsberg* (29), *Guépin, Laurence*, (cités par *Groenouw* de 20, p. 16)] ; ou dans le corps vitré (*Friedenwald*, 25).

Le cas de *Landsberg* est particulièrement intéressant : à six époques menstruelles, on constata une hémorragie, qui survenait dans la chambre antérieure de l'œil droit. En dix jours, le sang était résorbé. La malade devint enceinte et l'hémorragie ne se reproduisit plus.

Nerf optique. Rétine. — Nous avons, à plusieurs reprises, examiné des femmes bien portantes, au moment des règles, et nous avons toujours constaté que l'acuité visuelle, le champ visuel, les limites des couleurs, le sens des couleurs étaient normaux. Nous admettons, par suite, que les troubles visuels observés pendant la menstruation par *Finkelstein* (33), ne sont que des stigmates d'hystérie, augmentant au moment des règles.

Par contre, nous avons constaté fréquemment, pendant l'époque menstruelle ou dans les jours qui la précèdent, une légère fatigue de la rétine, l'apparition de mouches volantes, de la photophobie, une production rapide d'images complémentaires de couleurs, phénomènes qui peuvent gêner les patientes et les rendre incapables d'exécuter des travaux fins.

Ces symptômes peuvent se manifester à des degrés très différents, et même présenter, chez des sujets indemnes de troubles neurasthéniques, des caractères analogues à ceux de la neurasthénie névroptique (fatigue rapide de la rétine ne permettant aucun travail suivi). Ces phénomènes réflexes sont surtout très accentués si la menstruation est accompagnée d'une névralgie du trijumeau.

On observe quelquefois des migraines ophtalmiques (scotome scintillant) précédant les règles.

D'après nos recherches personnelles, le fond de l'œil ne présente pas d'altérations, au moment des règles.

Vance (33) décrit cependant chez des femmes qui, au moment des règles, présentent des troubles du système nerveux central : 1° une anémie de la papille optique et de la rétine ; 2° une hyperhémie des vaisseaux rétiniens. A notre avis, il faut considérer comme d'ordre physiologique les phénomènes signalés par Vance, et ne pas leur attribuer une extrême importance, en raison de ce fait qu'à l'état normal même, les vaisseaux du fond de l'œil présentent des variations extrèmement nombreuses.

On ne connaît que très peu de cas d'*hémorragie rétinienne* ou *papillaire*, due à la menstruation normale. *Leber* (34) l'explique par une hémorragie, survenue dans la gaine optique, au moment de la menstruation : chez une femme réglée normalement, au moment de l'époque menstruelle, il vit une hémorragie périphérique dans la rétine et de la stase papillaire, avec proéminence très prononcée de cette papille, artères d'un diamètre normal et veines dilatées ; [les artères sont dilatées au début (*Schmidt-Rimpler*) ou rétrécies à la fin (*Michel*) dans la *stase papillaire due aux tumeurs cérébrales*]. La vision peu troublée redevint normale quelques jours après la fin des règles, et le fond de l'œil reprit son aspect normal.

Un second cas est relaté par Hinzinga (34 *a*) : une jeune fille fut atteinte d'éblouissement le jour où apparurent ses premières règles. La vue était diminuée, et à l'examen on observait une *rétinite hémorragique* avec papillite légère et troubles dans le

corps vitré. La malade guérit et garda seulement
une petite tache atrophique dans la rétine, mais
l'hémorragie reparut à la deuxième période menstruelle, sans que nous ayons trouvé d'autres détails
sur les troubles visuels consécutifs.

Nous reviendrons encore sur un cas de *Christensen* (35), où la menstruation fut précédée d'une
amaurose de plusieurs heures, suivie d'un accès épileptiforme.

Meyer (35) a rapporté également le cas d'une
personne de quarante ans, frappée, avant chaque
menstruation normale d'une cécité qui durait quelques heures.

Muscles intrinsèques de l'œil. — On ne connaît
pas de troubles fonctionnels de la pupille, dus à la
menstruation. On observe, par contre, très fréquemment pendant celle-ci, un affaiblissement du muscle
de l'accommodation. Il se manifeste par une fatigue
très rapide que provoquent la lecture ou la couture,
et marquée surtout chez des femmes hypermétropes.
Nous n'avons pu constater aucune diminution de
l'amplitude de l'accommodation pendant la menstruation. Il serait cependant très désirable de faire
sur cette question des recherches plus nombreuses.
Les phénomènes d'asthénopie accommodative (probablement phénomènes réflexes) de la menstruation
diminuent par l'usage de verres appropriés.

Muscles extrinsèques. — On observe fréquemment pendant la menstruation les symptômes d'une
asthénopie musculaire. Elle se caractérise par une

difficulté de la convergence, et devient très manifeste surtout dans les cas où il y a une légère insuffisance des droits internes, d'où nécessité de l'emploi des prismes pour la vision rapprochée.

B. — AFFECTIONS OCULAIRES DUES A DES TROUBLES DE LA CIRCULATION SANGUINE GÉNÉRALE, PENDANT LA MENSTRUATION NORMALE.

Il est probable que l'apparition d'hémorragies dans l'organe visuel pendant la menstruation est due aux altérations toxiques des parois vasculaires. Elle est également favorisée par l'augmentation de la tension intra-vasculaire, survenant pendant les règles.

L'époque menstruelle est à craindre surtout pour des femmes prédisposées au glaucome.

C. — TROUBLES OCULAIRES DUS A DES TROUBLES DIGESTIFS D'ORIGINE MENSTRUELLE

Hirschberg (36) a publié un cas où chaque menstruation, à part cela tout à fait régulière, fut accompagnée pendant plusieurs années d'un ictère qui provoqua des accès de xanthopsie (vision des objets en jaune) ; cet ictère était fonction de troubles digestifs.

D. — TROUBLES OCULAIRES SYMPTOMATIQUES D'UNE AGGRAVATION DE NÉVROSE.

Nous avons déjà mentionné que les troubles oculaires, dus à la neurasthénie sont généralement accrus pendant la menstruation.

L'exophtalmie augmente fréquemment dans la *maladie de Basedow*. On sait d'ailleurs que cette maladie est souvent causée par des affections des organes génitaux chez la femme.

H. Cohn (37) décrit un cas où, les symptômes du goitre exophtalmique, se manifestaient seulement pendant la menstruation. Il s'agit probablement d'un cas de goitre exophthalmique fruste. Chez une fille de dix-sept ans, de bonne santé, mais souffrant de temps en temps de battements de cœur, une exophtalmie double se produisit à chaque époque menstruelle. Cette exophtalmie, mesurée avec l'exophtalmomètre devint de plus en plus accentuée, toujours accompagnée de gonflement du corps thyroïdien et de palpitations cardiaques. Cette triade de symptômes basedowiens cessa pendant la période intermenstruelle.

Les aggravations de l'*hystérie* pendant les règles et les troubles oculaires qui en résultent sont assez fréquents. On est même en droit de se demander si un grand nombre de troubles oculaires menstruels, décrits chez les anciens auteurs, ne sont pas des cas d'hystérie aggravés pendant la menstruation.

Le rétrécissement du champ visuel pour le blanc et les couleurs n'est (d'après nos recherches) généralement pas très accentué pendant la menstruation.

Les cas observés par *Finkelstein* (32) sont, à notre avis, des cas d'hystérie. Cet auteur a examiné pendant la menstruation vingt femmes de bonne santé apparente, et d'un âge variant de dix-neuf à trente-trois ans. Les résultats auxquels il est arrivé sont les suivants :

1° Pendant la menstruation, il existe toujours un rétrécissement du champ visuel ;

2° Ce rétrécissement se manifeste un, deux ou trois jours avant le commencement des règles, atteint son maximum le troisième ou le quatrième jour de la menstruation. Le champ visuel s'élargit ensuite peu à peu jusqu'au septième ou huitième jour ;

3' Le degré de ce rétrécissement varie selon les individus : il est plus accentué dans les cas compliqués de troubles généraux (malaise général, maux de têtes, palpitations cardiaques) et de pertes sanguines abondantes ;

4° Le champ est rétréci pour le blanc, le vert, le rouge, le jaune et le bleu ;

5° Il existait dans un cas une dyschromatopsie pour le vert qui fut confondu avec le jaune.

On constate aussi dans l'hystérie, pendant la menstruation, une diminution de l'acuité visuelle qui, exceptionnellement, peut, comme dans une observation de *Bock* (37), se traduire par une amblyopie très grave.

Nous ne donnerons que quelques exemples d'aggravation des troubles oculaires se manifestant pendant les règles.

OBSERVATION 2302. — Mme R..., trente et un ans, hystérique, présentant des stigmates, fut atteinte, il y a quatre ans, d'une rétinite brightique bilatérale et d'une amaurose urémique passagère. L'affection rétinienne entraîna une atrophie optique avec cécité complète de l'œil droit, tandis que l'œil gauche conservait la perception lumineuse.

Pendant la menstruation, Mme R... perdit complètement la perception lumineuse par l'œil gauche qui, dans l'époque intermenstruelle, reconnaissait une lampe, par exemple. Signes d'hystérie à noter : anesthés. partielle de la conjonctive des deux yeux.

OBSERVATION 2365. — Mᵉ II..., vingt-neuf ans, constate une baisse subite de la vue pendant une menstruation. Le symptôme se renouvelle ensuite, à chaque période menstruelle, avec aggravation. Nous notons chez elle :

Œil droit avec concave 1,25 D : acuité visuelle 20/30.

Œil gauche avec concave 1,75 D : acuité visuelle 20/30.

Champ visuel rétréci aux deux yeux, surtout du côté gauche. Anesthésie partielle de la conjonctive, surtout du côté gauche. Le lendemain de la cessation des règles nous constatons :

Œil droit avec concave 1 D : acuité visuelle 20/20.

Œil gauche avec concave 1,5 D : acuité visuelle 20/20.

Une quinzaine de jours après, elle revient, nous disant que les verres dont elle se sert la gênent. Le fait s'explique par une nouvelle diminution de la myopie (apparente).

Œil droit et œil gauche avec concave : 0,75 D ; acuité visuelle 20/20.

Aux règles suivantes, le symptôme s'affirme de nouveau. Elle est obligée de reprendre des verres plus forts pour voir clair. Les mêmes alternatives se reproduisirent, le degré de la myopie baissant jusqu'à 0,5 dioptrie pour chaque œil dans l'intervalle des règles.

Il s'agit dans ce cas d'une myopie apparente, due au spasme du muscle de l'accommodation, phénomène hystérique s'aggravant à chaque époque menstruelle.

OBSERVATION 2290. — Mᵐᵉ Ch..., trente ans, de bonne constitution, souffre depuis un an d'un larmoiement de l'œil droit, qui, soigné pendant un mois par des sondages, ne présente qu'une légère amélioration.

Il y a deux mois, un ophtalmologiste, admettant qu'il

---

1. Il est assez rare que la rétinite albuminurique entraîne la cécité ; on ne connaît que 3 cas de ce genre dans la littérature : ceux de *V. Graefe, Van der Laan* et *Hirschberg* (voy. Groenouw, 20, p. 101).

s'agissait d'un larmoiement réflexe, lui conseilla de faire pratiquer l'ablation de plusieurs racines dentaires. L'amélioration consécutive ne fut que passagère. Il s'agissait dans l'espèce, d'un larmoiement hystérique qui s'aggrava considérablement pendant chaque menstruation, et donna lieu à un écoulement de larmes abondant. Les améliorations passagères, dues aux sondages et à l'ablation des racines dentaires, semblent résulter de phénomènes suggestifs ; les autres symptômes d'hystérie étaient d'ailleurs peu prononcés : champ visuel peu rétréci, acuité visuelle presque normale, inégalité pupillaire (pupille droite plus grande que la gauche).

Observation 1110. — Mme L...., trente-trois ans, sans antécédents héréditaires ni personnels, a eu quatre enfants bien portants.

Des pertes sanguines très fortes accompagnèrent les deux derniers accouchements. Elle fut atteinte d'attaques hystériques qui débutèrent par un blépharospasme de l'œil gauche suivi du même phénomène du côté droit et enfin d'un fourmillement dans le bras droit. Le champ visuel est rétréci, surtout du côté gauche, où existe une anesthésie de la conjonctive. La vision des deux yeux est normale. Mme L... souffre d'une véritable névralgie du globe gauche, névralgie qui, au moment des règles, s'aggrave considérablement et provoque des douleurs violentes irradiant jusque dans les dents.

E. — AGGRAVATION DES AFFECTIONS OCULAIRES
PENDANT LA MENSTRUATION NORMALE

Nous sommes surpris du nombre relativement très restreint des cas de ce genre dans la littérature et nous ne pouvons nous l'expliquer que par ce fait : les malades ne renseignent pas le médecin sur leurs époques menstruelles, et ces derniers, au moment de l'aggravation d'une affection oculaire, ne pensent pas à cette cause.

On constate, en effet, une exagération des symptômes d'hyperhémie, inflammation ou hémorragies. On explique ces aggravations, soit par l'augmentation de la tension intra-vasculaire, soit par la théorie du locus minoris resistentiæ, lequel, en l'occurrence, serait représenté par l'œil malade. On pourrait aussi admettre que l'état toxémique, qui accompagne la menstruation, a une influence sur un organe déjà lésé.

Paupières. — *Fage* (38) a publié un cas très intéressant d'*éléphantiasis* des quatre paupières s'aggravant pendant chaque menstruation. Cette affection débuta à douze ans, âge où apparurent les premières règles. Chaque menstruation était accompagnée d'une inflammation des paupières, simulant un érysipèle, qui disparaissait dans la période intermenstruelle, tandis que le gonflement des paupières s'accentuait de plus en plus. Ces phénomènes ne se manifestèrent pas au moment d'une grossesse, survenue à dix-neuf ans, mais réapparurent quelques mois après l'accouchement.

Conjonctive. — Nous avons déjà mentionné le cas d'aggravations menstruelles de conjonctivites (*Dianoux* (23) et *Pflüger* (10)) et compliquées d'orgelets. *Dianoux* (voir *Lérat*, p. 17) a encore publié un cas de *conjonctivite*, due à une ancienne *dacryocystite*, existant depuis quinze ans chez une femme de quarante-deux ans. Cette conjonctivite s'aggravait à chaque menstruation.

C'est surtout dans la *conjonctivite scrofuleuse* que l'on observe des aggravations au moment des règles.

Wengler (39) a publié un cas très intéressant, où les symptômes d'inflammation étaient des plus prononcés pendant les règles, tandis que l'affection n'était que légère pendant la période intermenstruelle.

Nous ne mentionnerons que deux de nos observations, où cette aggravation de la conjonctivite pendant la période menstruelle fut des plus nettes.

OBSERVATION 2237. — Mme C..., trente-deux ans, hystérique ; champ visuel, normal pour le blanc, rétréci pour les couleurs ; anesthésie partielle de la conjonctive.

Vision de l'œil droit 20/30 ; vision de l'œil gauche 20/30.

Mme C... souffre d'une conjonctivite chronique très légère mais tenace, avec de fortes aggravations pendant chaque époque menstruelle.

OBSERVATION 2445. — Mme P.... vingt-cinq ans, sans antécédents héréditaires, réglée à quinze ans, fut toujours anémique. Les règles étaient accompagnées de violents maux de tête. Il y a trois mois, se déclara une légère conjonctivite qui, pendant chaque époque, s'aggrave au point qu'elle est obligée de garder la chambre et d'appliquer des cataplasmes d'eau boriquée chaude sur les yeux. Ces derniers la « brûlent » et les conjonctives sont fortement injectées. Amélioration de la conjonctivite après les règles.

Cornée. — On observe quelquefois les rechutes d'un *herpès cornéen* pendant la menstruation. A plusieurs reprises, nous avons observé chez une jeune fille algérienne, atteinte d'un trachome compliqué d'une kératite pointillée antérieure (*II. Adler*), l'aggravation de la kératite au moment des règles. *Friendenwald* (25) et *Decker* (40) ont déjà publié plusieurs cas analogues. Il s'agit de jeunes filles de treize à dix-huit ans, chez qui la kératite s'aggrave et réapparaît pendant la menstruation normale.

On relève aussi parfois l'aggravation d'une kératite interstitielle pendant la menstruation.

Nous soignons, en ce moment, une jeune femme de vingt-sept ans, atteinte de cette affection ; l'iodure de potassium, employé au début, n'a donné aucun résultat, tandis que des frictions mercurielles (il s'agit d'une syphilis héréditaire) ont déterminé une grande amélioration. A diverses reprises, cependant, nous avons constaté de fortes rechutes de cette kératite ; elles se manifestaient par une injection périkératique des plus accentuées, des douleurs intenses et une photophobie des plus prononcées. Ces rechutes attribuées par la malade, une fois à l'insuffisance du traitement mercuriel, une seconde fois à l'intolérance par l'atropine, une troisième fois à l'action de la dionine, une quatrième fois à la pommade hydrargyrée jaune, se produisaient en réalité au moment des périodes menstruelles, après lesquelles l'amélioration survenait toujours.

Mooren (18, p. 4) décrit également un cas très net d'aggravation d'une kératite interstitielle chez une jeune femme, aggravation survenue seulement pendant l'époque menstruelle.

Nous avons quelquefois observé l'augmentation d'une kératite phlycténulaire pendant la menstruation normale,

Peut-être pourrait-on admettre que l'aggravation d'une iridochoroïdite, observée dans un cas, par *Trousseau* (44), à chaque période menstruelle, était fonction de cette dernière.

Il s'agissait d'une femme, âgée de vingt-cinq ans, qui avait été atteinte, à la suite d'un rhumatisme articulaire très grave, d'une iridochoroïdite avec hypopyon.

Cette dernière affection se répéta, à plusieurs reprises, pendant quelques jours au moment des règles.

Trousseau pensa qu'il s'agissait, dans ce cas, d'une infection périodique due à une endométrite ; mais il faut faire entrer en ligne de compte l'auto-intoxication et la congestion accompagnant la menstruation.

En effet, l'hypothèse de *Trousseau* ne suffit pas, à elle seule, à expliquer pourquoi la rechute de l'affection se manifeste déjà au début de la menstruation au lieu de la suivre.

Notons encore que les rechutes d'une iritis, pendant les époques menstruelles ont été depuis longtemps mises en relief par *Michel* (45), sans que cet auteur ait pu trouver trace d'affection génitale.

Klopstock (46), qui a étudié, d'une façon spéciale, l'influence des troubles de la menstruation sur l'œil normal, dit qu'il y a une aggravation des affections du tractus uvéal et de la rétine, au moment de la menstruation normale.

Épisclera. — L'épisclérite est quelquefois aggravée pendant les règles. *Mooren* a fréquemment observé que cette affection présente au moment des règles une exagération des symptômes d'inflammation.

Tractus uvéal. — L'iritis et l'iridochoroïdite peuvent également s'aggraver pendant la menstruation.

Pflüger (cité par *Cohn*, 10, p. 73) constata plusieurs fois l'aggravation d'une épisclérite compliquée de la iridochoroïdite, pendant la période menstruelle.

Nous croyons cependant que, dans ce cas, ainsi que dans les cas d'iritis à rechutes périodiques, décrits par *Despagnet* (41), de *Wecker* (42) et *Baluaud* et *Vignes* (43), il s'agissait d'aggravations d'affections septiques de l'œil, ayant leur point de départ dans une affection de l'utérus. Nous ne pouvons donc pas ranger ces observations parmi celles d'aggravation d'une affection oculaire due à la menstruation normale.

Nerf optique. — Citons particulièrement, comme exemple très probant, une observation de *Leber* (34, p. 819). Elle concerne un cas de névrite optique, qui présenta à plusieurs reprises une aggravation coïncidant presque toujours avec la menstruation d'ailleurs normale.

Gruening (46 *a*) observe un cas d'intoxication quinique où les troubles oculaires s'aggravent au moment de chaque époque menstruelle.

Muscles extrinsèques de l'œil. — Il n'existe rien dans la littérature concernant les troubles fonctionnels des muscles extrinsèques de l'œil pendant la menstruation normale, il n'en est pas de même dans le cas de menstruation anormale, comme nous le verrons plus loin (cas de *Hersner*, 61).

Le Dr Gaillard a observé deux cas de paralysie unilatérale, des muscles de l'œil ; voici l'une des observations qu'il a bien voulu nous communiquer :

Il s'agit d'une femme de vingt-sept ans, ayant deux enfants bien portants, très bien réglée, et qui présente, dans la période qui précède les règles, de la paralysie de l'oblique supérieur : l'œil droit seul est attiré en haut et en dedans. Le sujet présente des stigmates d'hystérie sans en avoir jamais eu de manifestations. Le phénomène disparaît pendant les règles.

Orbite. — *Mc Kay* (47) publie un cas très intéressant. Chez une femme de trente ans, atteinte d'une exophtalmie unilatérale, consécutive à une thrombose des veines orbitaires, se manifesta à chaque époque menstruelle, une augmentation de l'exophtalmie avec exacerbation des douleurs.

L'exagération des symptômes était probablement due à l'augmentation de la tension intra-vasculaire pendant la menstruation.

II

PUBERTÉ

La puberté joue un rôle important dans le développement des maladies des yeux. La formation,
qui se fait entre l'âge de treize à seize ans, a une
influence très considérable sur l'état général, elle
peut favoriser le développement d'une affection
locale de l'œil ou amener l'aggravation d'un état dia-
thésique ou d'une névrose, occasionnant eux-mêmes
des troubles oculaires.

En ce qui concerne la fréquence des troubles oculaires pendant la puberté, les auteurs ne sont nullement d'accord.

D'après *Puech* (48), les maladies des yeux
acquièrent, à cet âge, leur maximum de fréquence.

Une statistique de la clinique de Tübingen (49),
au contraire, constate pour les deux sexes deux
maxima de fréquence d'affections oculaires ; 1° entre
seize et vingt ans ; 2° entre cinquante-six et soixante
ans. Dans le sexe féminin, il y avait, seulement dans
les premières années de la vie, fréquence plus grande
d'affections oculaires, par rapport au sexe mâle.

Puech trouve, surtout à l'âge de la formation, des

kératites phlycténulaire, panneuse, interstitielle et des affections du tractus uvéal.

S. Cohn (10, p. 70), à la clinique ophtalmologique de l'Université de Berne, constate, chez les filles, à l'âge de la formation, une très grande fréquence de l'iritis, fréquence qu'il relève d'ailleurs également chez les enfants du même âge.

Dans nos observations, nous avons été surtout frappés chez les filles, à l'âge de la formation, du nombre de rechutes d'affections oculaires anciennes : blépharite et conjonctivite scrofuleuses, kératites, phlycténulaire et interstitielle ; et de l'aggravation d'affections chroniques : conjonctivite granuleuse, blépharites.

La formation dure généralement plusieurs mois ; l'écoulement sanguin, qui d'ailleurs n'est qu'un des phénomènes de la menstruation, peut, au début, faire défaut ou se faire d'une façon insuffisante, tandis que les symptômes généraux (cérébraux, spinaux, respiratoires, etc.) sont plus prononcés que dans la menstruation normale. Il n'est donc pas étonnant que nous rencontrions, pendant la formation, un certain nombre d'altérations de l'organe visuel, que nous allons retrouver parmi les troubles oculaires de la dysménorrhée ou de l'aménorrhée.

Cornée. -- *Mooren* (18, p. 521) constata chez une fille de quatorze ans une kératite panneuse s'aggravant à chaque époque menstruelle. Celle-ci, d'ailleurs, se traduisait simplement par une augmentation des pertes blanches.

Le traitement local ne donna aucun résultat pendant un mois.

L'apparition de la menstruation régulière fut suivie de guérison.

La cornée redevint transparente, mais la courbure de cette membrane resta défectueuse.

On peut se demander s'il ne s'agissait pas, dans le cas de Mooren, d'une variété de *kératite interstitielle* très vascularisée ; on pourrait alors rapprocher ce cas de celui de *Dunn* (50), concernant une jeune fille de quinze ans, atteinte d'une kératite interstitielle double dont la guérison s'effectue spontanément au moment de l'apparition des règles.

Tractus uvéal. — D'après *Cohn,* 10 p. 100 des jeunes filles, à l'âge de la puberté, sont atteintes d'une *iritis* ; il en serait de même aussi chez des garçons du même âge.

Michel Danthon (51) observa chez une jeune fille de quatorze à quinze ans, de constitution faible, une *irido-choroïdite* avec synéchies postérieures et affaiblissement de la vue. Le traitement local procura une légère amélioration, mais on constata des aggravations périodiques, avec hémorragies dans la chambre antérieure. Ces hémorragies et les aggravations cessèrent après l'établissement de la menstruation.

D'après *Hiram Woods* (52), une jeune fille fut atteinte, au moment de sa première menstruation, d'une choroïdite aiguë avec *troubles du corps vitré,* qui guérit dans la période intermenstruelle. La malade n'eut plus que deux autres atteintes de l'affection, au moment de la menstruation.

Pressel (53), (observation du *Professeur Koenigshofer*, de Stuttgard), rapporte le cas d'une jeune fille de seize ans, non réglée, qui présentait des vomissements de sang et des douleurs dans le ventre à des époques régulières, en même temps qu'à des intervalles de trois à six semaines apparaissaient des *hémorragies dans le corps vitré*, tantôt à droite, tantôt à gauche, tantôt des deux côtés.

Les règles vinrent; les gastrorragies, les hémorragies intra-oculaires cessèrent. Quand, de temps à autre, la menstruation se faisait irrégulière, de nouveau des troubles se développaient dans le corps vitré.

La malade fut ensuite atteinte d'une iritis et d'une kératite interstitielle. Les hémorragies intra-oculaires cessèrent complètement, lorsque les règles furent abondantes.

Il est probable qu'il s'agissait, dans ce cas, d'une manifestation de syphilis héréditaire et qu'une altération de la paroi vasculaire prédisposait aux hémorragies. Mais le fait que les hémorragies cessèrent, lors de l'établissement normal de la menstruation, autorise à croire à un état toxémique et permet de supposer que l'augmentation de la tension intra-vasculaire jouait, pendant les époques sans écoulement sanguin ou avec menstruation insuffisante, un certain rôle dans leur pathogénie.

Coursserant (54) cite l'observation d'une jeune fille de douze ans, chez laquelle se produisent une céphalalgie, des vomissements, des douleurs dans les reins et de la fatigue dans les jambes, quatorze jours après la première menstruation; quatre semaines après, mêmes symptômes subjectifs, pas d'écoulement sanguin, *hémorragie dans le corps vitré* de l'œil gauche; six mois après, apparition des règles et amélioration de la vision.

Voici enfin un cas de *H. Dor* (55), relatif à une jeune fille de quatorze ans, atteinte de troubles de la vue, dus à une hémorragie dans le corps vitré; une amélioration survint, puis une rechute quatre semaines après. L'apparition de la menstruation fut accompagnée de la disparition des lésions du corps vitré.

Nerf optique. — On sait que l'absence de la menstruation chez des jeunes filles, soit par défaut du développement de l'utérus (utérus infantile), soit pour des causes qui échappaient autrefois, peut occasionner une amblyopie ou même l'amaurose. On trouve déjà en 1691, une observation de *Pechlinus* (56) concernant une jeune fille, qui fut, au moment des premières règles avec écoulement sanguin insuffisant, frappée de cécité; la vue ne revint qu'après l'apparition des règles abondantes.

Depuis l'invention de l'ophtalmoscope, on a reconnu qu'il s'agissait, dans des cas pareils, d'une névrite optique qui peut se terminer par une *atrophie* du nerf (*Leber*, 34, p. 818).

Leber cite comme exemple une observation personnelle. Une jeune fille présentait un développement défectueux des organes génitaux. Dans l'enfance, on avait fait une opération, pour rétablir la perméabilité du vagin. Malgré l'apparence de la formation accomplie, la menstruation ne se faisait pas, et le sujet souffrait de maux de tête, de somnolence, de vertiges et de faiblesse de la mémoire. La vision était diminuée considérablement d'un côté, avec un fort rétrécissement du champ visuel; l'autre œil percevait seulement la lumière.

Les symptômes subjectifs cessèrent peu à peu, tandis que la cécité s'établissait, après une amélioration passagère. A l'ophtalmoscope, on constata une atrophie du nerf optique.

Beer (56) publia un cas, observé par *Fuchs*, concernant une jeune fille de vingt-deux ans avec utérus infantile, atteinte d'une amblyopie avec léger rétrécissement du champ visuel et *scotome central* très étendu. Pas de traces d'hystérie. La malade n'avait jamais eu ses règles. On essaya un traitement sudorifique, et la galvanisation du nerf optique.

La vue se rétablit, mais il se développa une *décoloration de la papille optique*. *Beer* admet une relation entre l'aménorrhée et l'affection du nerf optique, sans pouvoir formuler une explication.

Rockliffe (57 *a*) a observé pendant vingt-sept ans un cas d'aménorrhée primitive ; due à un utérus infantile ; il se produisit une atrophie progressive du nerf optique. Il n'existait pas d'altérations inflammatoires dans ce nerf, mais une simple atrophie gris bleuâtre de la papille.

Nous avons observé nous-mêmes un cas, où le rapport entre le défaut de la fonction menstruelle et l'affection du nerf était des plus nettement démontrés.

Observation 2374. — Mlle M..., dix-neuf ans, de taille moyenne, de très bonne santé apparente, nous fut adressée par M. le Dr Séreno.

A. H. rien de particulier. Elle est née jumelle, sa sœur très bien portante.

A. P. Mlle M... se porta bien jusqu'à l'âge de treize ans, où elle eut fréquemment des saignements de nez. Elle n'avait jamais eu qu'une fois ses règles à l'âge de dix-sept ans. Elle avait, au lieu de ses règles tous les mois, une crise de nerfs, avec migraine et perte de connaissance, la vue baissant nettement après chaque période de règles.

On essaie d'abord des frictions mercurielles, sans résultat. Tous les moyens essayés pour arriver à combattre son aménorrhée : bains de pieds chauds, sangsues en haut de chaque cuisse etc., employés par différents médecins, n'aboutissent à rien. De même le traitement d'un ophtalmologiste : vésicatoire sur chaque tempe, instillation d'ésérine, essais d'abaissement de la tension intravasculaire par le bromhydrate de quinine, ne donna aucun résultat.

Nous avons pu constater, chez elle une cécité complète : pas de perception de la lumière, pupilles larges, immobiles à la lumière.

A l'ophtalmoscope, *atrophie post-névritique des papilles optiques*. Il y avait, en même temps, un affaiblissement de l'ouïe.

Schmidt-Rimpler (19, p. 521) dit avec raison que l'on ne peut pas expliquer les cas d'*atrophie optique* ou de *névrite optique* dans l'aménorrhée de la puberté, par l'hypothèse d'une hémorragie vicariante dans le nerf optique. *Beer* invoque « les rapports intimes, nerveux et chimio-physiologiques » entre la sphère génitale et l'organe visuel, sans pouvoir les expliquer.

Nous croyons que les observations de *Leber*, de Beer et la nôtre ne permettent d'autre explication que celle d'une *auto-intoxication* par des substances toxiques qui, pendant la menstruation, se développent dans le corps de la femme.

Nous avons déjà soutenu (1) cette hypothèse en 1892

(10 p. 253) et nous allons la développer d'une façon plus précisé à la fin de ce travail (chap. VII); notons bien toutefois que le scotome central surtout parle en faveur de la théorie toxique, et que dans notre cas, le nerf auditif était également atteint.

Il faut encore mentionner des observations, où la *puberté* aurait *amené un rétablissement de la vue.*

Brierre de Boismont (57 *a*) observe une jeune fille non réglée, qui, pendant six semaines, ne vit plus rien le matin après le réveil. Elle eut une fois une hémorragie oculaire ; un mois après cet accident, la menstruation parfaite s'établit et la vision ne présenta plus de troubles dans la suite.

Santos-Fernandez (57, 6) dit avoir suivi une jeune fille, amblyope depuis sa naissance, dont la vue s'améliora depuis sa première menstruation, survenue à l'âge de vingt-deux ans.

Dans ces deux cas, il s'agit véritablement d'une amblyopie hystérique, améliorée après la formation.

Dans l'observation de *Santos-Fernandez,* on peut supposer que le verre correcteur (concave, 5 dioptries), avait, par suggestion, aidé à rétablir la vision.

Dans la plupart des cas, au contraire, il y a, au moment de la puberté, une aggravation de l'hystérie, qui peut même occasionner des troubles oculaires très accentués (Bock, 57 *c*).

III

DYSMÉNORRHÉE

La dysménorrhée n'est, on le sait, qu'un symptôme, soit d'une affection générale, soit d'une affection locale, ovarienne, utérine, etc.

On observe très fréquemment, dans les cas de dysménorrhée, des troubles oculaires variés.

Nous n'envisagerons, dans ce chapitre, que les cas, où la dysménorrhée se traduit par une irrégularité d'apparition ou une diminution de la quantité des règles ; nous décrirons, dans un autre chapitre, les troubles oculaires que l'on relève dans les méno ou métrorragies.

A. — DYSMÉNORRHÉE DÉPENDANT D'UNE AFFECTION LOCALE

D'origine variée, la dysménorrhée peut être rattachée le plus souvent à de la congestion des ovaires, à des lésions ovariques diverses, ou bien à des affections utérines multiples : flexions, versions avec sténoses du col, rétention du sang menstruel, etc.

Dans les cas de dysménorrhée, nous avons observé, au moment des époques menstruelles, chez les hystériques, l'aggravation ou l'apparition de troubles oculaires : amblyopie, rétrécissement du champ visuel, blépharospasme, asthénopie névroptique, kopiopie hystérique, larmoiement hystérique, etc.. Le rétrécissement du champ visuel, survenu au moment des règles, chez les femmes souffrant de troubles menstruels est, à nos yeux, fonction d'une aggravation de l'hystérie.

Le fait est également interprété de cette façon par *S. Cohn* (10, p. 20). Il est intéressant de noter que le rétrécissement du champ visuel, que nous avons constaté pendant les règles, était plus prononcé chez nos malades que celui, que *Finkelstein* (32) avait observé chez des hystériques, ayant une menstruation normale. La dysménorrhée joue donc, pour nous, un rôle dans l'augmentation du rétrécissement du champ visuel.

S. Cohn déclare le degré de rétrécissement du champ visuel sans rapport avec la cause clinique de la dysménorrhée, mais le rétrécissement du champ visuel est, dit-il, d'autant plus net que les pertes blanches et les douleurs sont plus accentuées, il varie de 10° à 15°, d'un jour à l'autre. Le rétrécissement du champ visuel ne se développe pas, si la menstruation ne s'établit pas. Une perte sanguine très forte pendant la menstruation augmente, au contraire, considérablement le degré de ce rétrécissement.

Dans une série de cas, nous trouvons un rapport direct entre la dysménorrhée et des lésions oculaires.

E. BERGER et Robert LOEWY. 3

Episcléra, sclérotique. — *Saemisch* (58, p. 325) avait déjà pensé qu'il existait un rapport entre les affections utérines et les sclérites.

Mooren (18) constata que les anomalies de la menstruation occasionnaient fréquemment une épisclérite, pouvant se compliquer d'infiltrations cornéennes et d'iritis.

Dans un cas de *Mooren* (181, p. 522), ce rapport était des plus évidents. Il s'agissait d'une femme de quarante-cinq ans, présentant de la métrite chronique avec rétroflexion de la matrice. On constata que, chaque fois que l'on pansait la portion vaginale du col ou que l'on remettait un pessaire, on déterminait une nouvelle poussée d'épisclérite, accompagnée de névralgies ciliaires.

Tractus uvéal. — . *Coursserant* (54, p. 32) et *Jüngken* (59) ont publié des cas d'hémorragie dans la chambre antérieure, au moment des époques, chez des jeunes filles présentant de la dysménie.

Guépin fils (60) rapporte le cas d'une jeune fille, chez laquelle la menstruation était irrégulière et accompagnée d'épistaxis, d'autant plus abondantes que l'écoulement menstruel était plus faible. Une fois l'épistaxis ne survint pas, mais il se produisit une hémorragie dans la chambre antérieure et un trouble dans la membrane de Descemet.

Iris. — On relève aussi des cas d'*iritis* en rapport avec la dysménorrhée. Ainsi un cas de *Abadie*, cité par *Lerat* (23, p. 33), où une jeune femme de vingt-six ans, ayant une ulcération du col utérin et atteinte d'une iritis, présenta des rechutes à chaque époque menstruelle. Au moment de ces rechutes, on notait des troubles de l'humeur aqueuse, des synéchies postérieures de l'iris et des troubles du corps vitré.

On connaît quelques cas d'irido-choroïdite duc à la dysménorrhée. Une observation est due à *Mooren* (8, p. 562) : irido-choroïdite dans un cas d'ulcération du col utérin, chez une femme de trente-neuf ans. Cette femme avait eu, à dix-sept ans, à son premier accouchement, une déchirure du périnée suivie de prolapsus utérin. Il se développa une irido-choroïdite, avec obscurcissements passagers de la vue, accompagnée de céphalalgies, et qui, malgré une iridectomie, ne guérit pas. Vision 1/2. On réussit à réparer la déchirure du périnée et à introduire un pessaire. L'amélioration de la vision suivit, la céphalalgie disparut, de même que l'obscurcissement de la vue.

Dans un autre cas de *Mooren* (18, p. 562), il y avait, chez une jeune fille de dix-huit ans, une irido-choroïdite bilatérale avec synéchies postérieures circulaires de l'iris et troubles dans la membrane de Descemet. Une iridectomie double n'entraîna pas d'amélioration de la vue; celle-ci se produisit après l'emploi de frictions mercurielles et le rétablissement d'une menstruation normale.

Caudron (58 *a*) rapporte le cas d'une jeune fille de dix-huit ans, en bonne santé, laquelle, atteinte, dans son enfance, d'une kérato-conjonctivite scrofuleuse, voyait survenir, à chaque période menstruelle avec dysménorrhée, une aggravation d'une irido-choroïdite, qui s'était déjà manifestée, au moment de ses premières règles. L'iridectomie double et la médication emménagogue amenèrent le rétablissement des règles abondantes et déterminèrent une amélioration de la vue, $Od. V = 1. Og. V = 1/4$.

Il s'agit probablement aussi d'altération d'iridochoroïdite, dans le cas de Terrien (21, p. 1072, observation de la clinique ophtalmologique de l'Hôtel-Dieu). Chez une jeune femme de vingt-neuf ans, les troubles du vitré étaient survenus, six mois auparavant, à la suite de la suppression des règles et de dysménorrhée consécutive. L'affection demeura unilatérale et aboutit, un an plus tard, à l'opacification du cristallin, en dépit du traitement institué (traitement mercuriel, injections sous-conjonctivales de sels mercuriels).

Nous avons observé nous-même un cas d'hémorragies dans le corps vitré chez une personne présentant de la dysménorrhée.

OBSERVATION 1131. — Mlle D..., quarante-deux ans, taille moyenne, forte, nous consulte le 18 mars 1897.

Formée à douze ans, elle souffrait du ventre à chaque époque, surtout en voiture.

En 1891, elle fut opérée par un docteur, qui diagnostiqua un prolapsus utérin. Une opération (jugée inutile par d'éminents gynécologistes, qui furent consultés) fut suivie d'une phlébite et d'une arthrite du genou gauche, qui nécessitèrent un traitement de cinq mois ; même année, congestion pulmonaire et pleurésie. Depuis cette opération, son état nerveux s'aggrava considérablement et la dysménorrhée s'accentua.

En 1896 août, pendant un voyage, elle a subitement, au moment des règles, observé une diminution de la vue de l'œil droit. On constata qu'il s'agissait d'une hémorragie dans le corps vitré.

1897, 18 mars, depuis quelques jours, au moment de ses règles, trouble de la vue de l'œil droit. V. o. d. = 20/70 ; avec — 2 Diopt. = 20/40. V. o. g. = 20/100 ; avec — 2 Diopt. = 20/70. Rétrécissement concentrique du champ visuel, surtout du côté gauche, rétrécissement pour le blanc et les couleurs, dont les limites s'entre-croisent. Affaiblissement du muscle de l'accommodation. Le sujet se sert, pour la vision rapprochée, de verres convexes 1 diopt.

À l'ophtalmoscope, nous relevons une hémorragie dans le corps vitré de l'o. d. Il y a une hémorragie sous-cutanée de la paupière supérieure droite.

Nerf optique. — Déjà de Græfe (59) avait décrit une affection du nerf optique, que l'on observe chez des jeunes filles atteintes de dysménorrhée.

Cette affection se manifeste par des troubles de la vue qui s'établissent en quelques jours, ou plus lentement, parfois trois semaines après les règles.

À l'ophtalmoscope, l'aspect rappelle celui de la stase papillaire, mais la papille optique est moins proéminente et l'altération ophtalmoscopique se développe plus lentement, dans la stase papillaire, consécutive aux tumeurs cérébrales, que dans la névrite optique menstruelle, qui est, comme cette première affection, bilatérale.

L'affection peut guérir, avec rétablissement de la vue ou avec une diminution de l'acuité visuelle.

Il y a, chez des jeunes femmes à involution utérine prématurée et qui sont stériles à vingt ans, un deuxième groupe de lésions du nerf optique, sur lequel *Foerster* (3) avait d'abord attiré l'attention.

L'affection est unilatérale au début, l'autre œil n'est atteint qu'après un certain temps.

Les troubles visuels sont moins accentués. A l'ophtalmoscope il y a, au début, une légère rougeur et proéminence minime de la papille optique, effacement des contours de la pupille, mais jamais une névrite optique prononcée.

La marche de cette affection est chronique ; en note des arrêts dans cette marche, pendant des semaines ou des mois. Le pronostic dépend de l'affection générale. La maladie peut se terminer, soit par la guérison, si l'on arrive à rétablir la menstruation, soit par une atrophie partielle et une diminution de la vue.

Il y a, enfin, un troisième groupe de lésions ; l'affection du nerf optique se présente sous l'aspect d'une névrite rétrobulbaire chronique, analogue à celle que l'on observe dans l'intoxication chronique par l'alcool ou le tabac. Les malades sont atteintes d'un scotome central pour les couleurs ; à l'ophtalmoscope, il y a une décoloration de la partie temporale de la papille optique.

Uhthoff (61) a publié trois cas très nets chez des jeunes filles de seize à vingt-quatre ans, atteintes de dysménorrhée, et qui présentèrent un scotome central. L'une d'elles portait un utérus infantile.

Nous traiterons, dans un autre chapitre, la physiologie pathologique de cette affection.

Muscles extrinsèques de l'œil. — On ne connaît qu'un seul cas de paralysie périodique des muscles de l'œil, survenue à chaque époque menstruelle chez une jeune fille ayant des règles peu abondantes,

c'est l'observation de *Hasner* (61), citée par Cohn
(10, p. 50); la voici :

Jeune fille, dix-sept ans, robuste; depuis quatre
ans, chaque époque menstruelle est précédée de
migraines, de vomissements, de paralysie de la
IIIe paire; d'abord survient le ptosis, ensuite la
mydriase, puis la paralysie de l'accommodation,
avec déviation du globe vers la tempe et en bas. Ces
phénomènes disparaissent le lendemain ou le sur-
lendemain. La mydriase a une grande durée et
cesse quelquefois seulement au huitième jour.

Il s'agit donc d'une migraine ophtalmoplégique
périodique menstruelle, que *Hasner* explique par
l'hypothèse d'une excitation des vasomoteurs du
centre de la IIIe paire. Nous avons déjà insisté sur
ce cas (11, p. 253), que nous expliquons par une
auto-intoxication périodique (névrite périphérique
toxique).

B. — DYSMÉNORRHÉE DÉPENDANT D'UNE AFFECTION GÉNÉRALE

Nous avons un certain nombre de cas de dysménorrhée, où cette dernière n'est qu'un symptôme d'une affection générale se manifestant avec
des troubles et des affections de l'organe visuel, qui
s'aggravent pendant la menstruation.

Scrofule. — On observe, dans cette maladie, une
blépharo-adénite ciliaire, eczémateuse ou impéti-
gineuse, une conjonctivite très tenace et une kératite
et une conjonctivite phlycténulaire présentant des

rechutes, avec aggravation pendant les époques menstruelles, chez des jeunes filles présentant une dysménorrhée qui n'est que la conséquence de la scrofule.

Anémies et cachexies. — On observe, pendant les époques menstruelles, une aggravation de certains symptômes : xérose de la conjonctive, iritis séreuse et séro-plastique, héméralopie, hémorragies rétiniennes. Ces malades sont quelquefois atteintes d'une cataracte cachectique. On observe, sur elles, à l'ophtalmoscope, du pouls artériel de la rétine (Cohn, 10, p. 45), quelquefois il y a des accès de glaucome.

Hystérie et neurasthénie. — Fréquemment, la dysménorrhée est seulement un symptôme d'une affection nerveuse, hystérie et neurasthénie.

Ces névroses, d'autre part, s'aggravent pendant les époques menstruelles (*Lœwenfeld*, 62).

Nous avons fréquemment observé, dans des cas de dysménorrhée de ce groupe, une asthénopie accommodative, ou asthénopie névroptique et une conjonctivite très tenace, avec aggravation pendant les époques menstruelles. Nous citerons, au hasard, parmi nos observations, quelques exemples :

OBSERVATION 1291. — Mlle R..., douze ans, de haute taille anémique, atteinte d'un tic convulsif de la face du côté gauche, présente les phénomènes d'une chorée atténuée. Le tic disparaît à l'âge de quinze ans, époque de la formation, la nervosité persiste, les époques sont restées irrégulières et quelquefois insuffisantes, un travail prolongé lui est impossible, à cause de symptômes d'asthénopie névroptique.

OBSERVATION 200. — Mme M..., vingt ans, petite et grêle, était toujours très nerveuse, a des règles irrégulières et présente de l'asthénopie accommodative. Elle est emmétrope, mais a besoin de verres convexes pour la vision de près. Conjonctivite très tenace s'aggravant pendant les règles.

OBSERVATION 676. — Mme L..., vingt-sept ans, grande, de bonne santé apparente, toujours très nerveuse, se plaint de nombreux symptômes de neurasthénie, de rachialgies, de névralgies faciale, frontale et occipitale. Elle souffre de constipation. Dysménorrhée. Eczéma des mains. Asthénopie névroptique.

OBSERVATION 815. — Mlle G..., vingt-deux ans, était toujours bien portante. Traumatisme il y a onze mois (?) Depuis lors elle est souffrante, ses règles deviennent irrégulières et douloureuses. Champ visuel rétréci aux deux yeux. Vision 20/20; elle souffre d'une conjonctivite chronique qui s'aggrave pendant les époques.

Nous mentionnerons, parmi les affections oculaires d'origine hystérique, dans les cas de dysménorrhée, la chromhydrose et les œdèmes des paupières.

La chromhydrose se manifeste par l'apparition de taches bleuâtres sur la peau des paupières. *Rothmund* (63), qui a particulièrement étudié cette affection, en a recueilli la bibliographie, qui contient 15 cas, concernant des jeunes filles de seize à trente ans. Sur ces 15 malades, il y en avait 12 atteintes d'une dysménorrhée ou d'aménorrhée.

Rothmund a observé cette affection chez une jeune fille de douze ans, où de la dysménorrhée existait, malgré l'apparence de bonne santé.

Cet auteur ne put constater, dans la chromhydrose, qu'une séborrhée très accentuée, ce qui faisait d'après lui, qu'à la surface des paupières s'accolaient très facilement des parcelles de charbon suspendues dans l'air.

D'autres auteurs, cependant, admettent que la chromhydrose est due à la présence de pigment (*Michel*), d'indigo (*Zizio*), de fer (*Viale* et *Landini*), ou d'oxydulate oxyde de fer et de phosphore (*Scherr*).

Dans certains cas, il s'agissait d'une supercherie des malades qui se colorent les paupières.

Il faut encore mentionner l'observation de xanthopsie (vue des objets en jaune), publiée par *Kohn* (64); et cet auteur attribue ce phénomène à la dysménorrhée, dont sa malade était atteinte. Il se peut qu'il s'agisse d'une névrose occasionnant, chez la même malade, et les accès de xanthopsie et la dysménorrhée.

Nous ajoutons enfin que fréquemment dans la dysménorrhée quelle que soit son origine, il existe d'après les déclarations que nous a faites à Londres le Dr Albert Doran, des troubles de l'accommodation, qui se traduisent par de l'hypermétropie manifeste, nécessitant l'emploi de verres convexes, troubles qui disparaissent avec la guérison de la dysménorrhée.

IV

AMÉNORRHÉE

Nous résumerons, dans ce chapitre, les troubles oculaires observés dans l'aménorrhée, qui n'est nullement une maladie, mais un symptôme d'ailleurs assez rare. Nous ne comptons pas, parmi les aménorrhées, la suppression des règles dans les maladies adynamiques, la cessation des règles de la ménopause, la suspension momentanée des règles par lésions des organes génitaux ou trouble général.

Conjonctive. — On trouve, dans les anciens auteurs, un certain nombre d'observations concernant l'apparition de larmes sanguinolentes, au moment des règles, chez des femmes atteintes d'aménorrhée.

Jüngken (31, p. 306) observa, toutes les quatre semaines, chez une domestique très vigoureuse, atteinte d'aménorrhée, une inflammation très forte des yeux, qui se terminait par une hémorragie oculaire, avec larmes sanguinolentes persistant pendant plusieurs heures.

Hasner (65) dit en avoir observé quelques cas; un autre cas fut décrit par *Trantze* (66). Il n'est pas probable qu'il s'agisse, dans toutes ces circonstances, d'une sécrétion sanguinolente de la glande lacrymale. En effet, il ne fut jamais constaté que le sang sortait des conduits de cette glande.

Il est vraisemblable qu'il s'agissait d'une hémorragie conjonctivale se manifestant, à chaque époque menstruelle, chez des femmes atteintes d'aménorrhée.

On observe de ces hémorragies dites vicariantes, surtout chez les hystériques, mais le nombre des cas bien examinés est des plus restreints.

Heusinger (67) retrace une observation très intéressante : Une femme hystérique avait, au moment des règles, des hémorragies, tantôt par les joues, tantôt par les mamelons, les mains, les oreilles, le nez, l'estomac, quelquefois par le vagin ; une fois l'hémorragie se fit à l'angle interne de l'œil.

On observe quelquefois, dans des cas d'aménorrhée, des symptômes d'inflammation au moment des règles.

Coursserant (59) cite un cas de conjonctivite phlycténulaire, qui apparut à plusieurs reprises au moment où la malade attendait ses règles. Cette conjonctivite ne disparut qu'après la réapparition régulière de la menstruation.

Cornée. — *Mooren* (18, p. 522) décrit un cas de kératite interstitielle, chez une femme de vingt-huit ans, atteinte d'aménorrhée. Cette kératite s'aggrava au moment des règles; la malade ressentait de la chaleur à la tête et constatait de la rougeur aux joues. Une légère amélioration se produisit au moment où les emménagogues amenèrent une menstruation légère, tandis que l'état général, au moment des époques, devenait meilleur.

Quelques temps après, les règles cessèrent et la kératite s'aggrava de nouveau.

Tractus uvéal. — On connaît quelques cas d'hémorragies dans la chambre antérieure, survenues au moment des époques menstruelles, chez des femmes atteintes d'aménorrhée.

Lawrence (68) rapporte l'observation d'une femme de quarante-cinq ans, chez laquelle une hémorragie se produisit à diverses reprises dans la chambre antérieure de l'œil, au moment où la menstruation aurait dû survenir.

Ignace Meyer (cité par *Cohn*, 10, p. 79) a observé le même fait très prononcé (hémophtalmos chez une jeune fille de dix-neuf ans).

On trouve dans la littérature plusieurs cas d'hémorragies dans le corps vitré, survenues au moment des époques menstruelles, chez des femmes présentant de l'aménorrhée. Citons les observations de *Friedenwald* (25), *Davis* (69) et *Hotz* (70).

Il s'agit probablement aussi d'une hémorragie dans le corps vitré, dans un cas de *Bilsma* (68), où une jeune fille de seize ans, atteinte d'aménorrhée, présenta dans le corps vitré de l'œil droit des flocons nombreux, qui ne disparurent qu'après le rétablissement des règles.

Mooren (18, p. 560) observe, chez une jeune fille de vingt ans, un cas de choroïdite disséminée qu'il attribue à l'aménorrhée.

Il n'y avait pas d'aggravation de l'affection oculaire au moment des époques ni de malaise général.

Il ne nous semble pas que ce cas soit bien probant. Il est possible que l'aménorrhée dont la malade se disait atteinte ne fut qu'apparente (*menstrua alba*).

Mooren cite (18, p. 560) un deuxième cas, où, chez une femme de trente-six ans, atteinte d'une scléro-choroïdite avec phénomènes glaucomateux, malgré une iridectomie double, il se produisit une diminution de la vue avec céphalalgie. L'Heurteloup appliqué aux tempes ne produisit aucune amélioration, tandis que la scarification de la *portion vaginale* du col fut suivie d'une grande amélioration de la vue.

Rétine. Nerf optique. — *Liebreich* (71) dessine dans son atlas le fond de l'œil, dans un cas d'hémorragie rétinienne, survenue au moment des époques menstruelles chez une femme atteinte d'aménorrhée.

Percy Friedenwald (71 *a*) a observé un cas où l'hémorragie rétinienne fut suivie du développement d'un décollement rétinien et d'une névrite proliférante. (Cette dernière est due, d'après des auteurs récents, à des hémorragies rétiniennes.)

Le nerf optique peut être atteint dans l'aménorrhée :

1° Par une névrite optique ;
2° Par une névrite rétro-bulbaire ;
3° Par une atrophie grise.

Mooren (18, p. 35) relate deux cas de névrite optique due à l'aménorrhée.

Une malade de *Mooren* ayant, depuis trois ans, de l'aménorrhée survenue après un quatrième accouchement, présentait de la névrite optique double avec diminution progressive de la vue, lorsqu'elle fut atteinte de maux de tête et d'accès épileptiformes. L'utérus était agrandi, mais il y avait sténose de l'orifice.

Le traitement de l'affection locale amena une amélioration de la vue et la disparition des accès épileptiformes. On avait cru d'abord à une tumeur cérébrale.

Deuxième observation de *Mooren* : Rétroflexion de l'utérus, accompagnée d'une névrite optique double; paraplégie.

Le redressement de la matrice fut suivi d'une guérison de la névrite optique.

Des cas de névrite optique due à l'aménorrhée sont aussi publiés par *Meyer* (72) et *Galezowski* (73).

Le cas de *Meyer* est très intéressant : une jeune fille de quinze ans a de l'aménorrhée; au moment des règles : maux de tête et diminution de la vision, épistaxis fréquente. Œil droit. V = 1/2. Champ visuel rétréci par le blanc et les couleurs. Névrite optique. Contours de la papille optique effacés par un trouble jaune grisâtre, œdème péri-papillaire, veines rétiniennes dilatées, tortueuses. Œil gauche : névrite plus prononcée, rappelant presque l'aspect d'une stase papillaire.

Huit jours après le rétablissement de la menstruation : Vision de l'œil gauche normale, celle de l'œil droit (taie ancienne de la cornée) V = 1/2. Champ visuel normal.

L'abaissement de la vue peut se manifester d'une façon très rapide, après la cessation des règles.

Ainsi, dans un cas d'*Ewers* (7), la première cessation des règles fut suivie d'un abaissement très léger de la vue de l'œil gauche. Au moment de la deuxième cessation des règles, l'œil droit devint aveugle, et donna à l'ophtalmoscope l'impression d'une névrite optique.

Huit jours après l'apparition des règles par une médication appropriée, le rétablissement de la vue se fit.

Christensen (35) publia un cas très remarquable d'atrophie optique, due à l'aménorrhée. Cette observation est surtout intéressante par l'apparition de symptômes cérébraux au moment des règles :

Femme de trente-trois ans : depuis plusieurs années, chaque menstruation est accompagnée d'accès épileptiformes, précédés d'une amaurose de quelques heures. En 1872, il y eut une cessation des règles, avec cécité et céphalalgie intense durant quelques jours, puis survint un accès épileptiforme.

Un mois après, rétablissement de la menstruation et retour de la vue, qui reste affaiblie ($V = 1/2$) ; à l'examen ophtalmoscopique : commencement d'une atrophie optique.

Quatre ans après, mêmes phénomènes durant la cessation des règles et leur réapparition. La vue se rétablit mais elle est affaiblie. Il se développe une atrophie progressive des nerfs optiques.

Voici une observation de *Galezowski* (75), dans laquelle une femme de quarante-quatre ans souffrait d'aménorrhée qu'accompagnaient (au moment de la menstruation, très faible) des vomissements, des convulsions, des pertes de connaissance, de la paralysie des membres inférieurs. Les symptômes cérébraux cessèrent, mais il s'était produit une atrophie des nerfs optiques, qui provoqua la cécité. *Galezowski* admet qu'il s'agissait dans son cas d'une hémorragie cérébrale (vicariante).

Nous avons également observé un cas d'atrophie optique due à de l'aménorrhée.

OBSERVATION 2479. — *Atrophie optique due à la cessation des règles.* — Mme L..., quarante-sept ans, taille moyenne, forte.

A. H. rien de particulier. A. P. : enfant, a eu une rougeole, a été réglée à dix ans ; à dix-neuf ans, fièvre muqueuse ; mariée à vingt-trois ans, deux fausses couches, un enfant mort à neuf mois du croup. Les époques étaient toujours régulières, mais la malade souffrait fréquemment de coliques pendant les règles.

Depuis un an, la menstruation est irrégulière et de quantité insuffisante : la malade se sentait pendant les époques très souffrante, affaiblie, et ne pouvait pas bouger. Son médecin a cru constater, chez elle, des traces d'albumine et l'a mise au régime lacté.

Depuis sept mois, les règles ont cessé et la vue baisse. La malade est adressée par son médecin à un oculiste, qui lui prescrivit du phosphate de chaux à l'intérieur et qui fit vingt piqûres de strychine sans résultat. La vue continua à baisser, surtout au moment des règles.

Découragée, elle quitte et son médecin et son ophtalmologiste, et se confie au Dr Iscovesco, qui ne retrouve pas d'albumine, et la soigna pour l'aménorrhée. Il veut bien nous adresser la malade pour le traitement de l'affection oculaire. Voici ce que nous constatons :

27. 3. 1903, œil droit : V. = 1/20 ; o. g. : *reconnaît les mouvements de la main devant l'œil.* Cet œil g. atteint de strabisme divergent est amblyope depuis l'enfance.

Champ visuel de l'o. d. : rétrécissement concentrique

pour le blanc, rétrécissement en forme de secteur pour les couleurs, surtout pour le vert, scotome central pour les couleurs.

Pupilles légèrement dilatées, réactions lumineuses et consensuelles et accommodation conservées ; pas de signe de Westphal, pas de signe de Romberg ; à l'ophtalmoscope : atrophie des nerfs optiques, papille optique blanc grisâtre, artères rétrécies.

Traitement K. I. appareil de Garey (recommandé pour le traitement de l'atrophie optique en Angleterre et dans les Etats-Unis). Les règles ont réapparu vers la moitié de juin et, depuis lors, existe une amélioration de la vue.

1903, 12 mai ; o. d. V = 1/15. La malade peut lire des grands caractères avec + 3 D.

1903, 12 octobre ; o. d. V = 1/10. Les règles étaient normales depuis cinq mois et depuis lors ne se manifestent plus, ou presque plus, ni névralgies, ni bouffées de chaleurs vers la tête, ni douleurs dans la région lombaire pendant les époques menstruelles.

La coïncidence de l'aménorrhée et d'une atrophie optique ne signifie pas toujours que le rapport soit de cause à effet.

Ainsi, par exemple, *Schmidt-Rimpler* (19, p. 521) cite le cas d'une personne, ayant à peu près trente-cinq ans, présentant un utérus infantile, n'ayant jamais eu de règles, et atteinte d'une atrophie optique. Le traitement local, scarifications de la partie vaginale de l'utérus, n'amena aucune amélioration de la vue, mais augmenta, au contraire, encore les phénomènes nerveux. Un an après, la malade mourut, après avoir présenté, pendant un certain temps, des symptômes épileptiformes.

L'autopsie prouva l'existence d'une tumeur cérébrale.

Axenfeld (76) a constaté, chez 4 femmes atteintes de tumeurs de la base du crâne, la coïncidence d'une atrophie optique et de troubles menstruels. Cet auteur admet que les lésions de l'hypophyse peuvent provoquer des troubles de la menstruation.

Enregistrons cette remarque, en notant que le rôle de l'hypophyse, vis-à-vis des déformations de l'acromégalie, a été mise en évidence par *P. Marie*, que son rôle, dans le développement du squelette, a été étudié par *Launois* et que l'on a obtenu de bons effets de la castration ovarienne, dans la cure de l'ostéomalacie gravidique.

Il semble donc qu'il y ait des relations entre l'hypophyse, le système osseux et l'altération de ce dernier, à la suite du fonctionnement de l'appareil génital.

Quant à l'atrophie optique, due aux tumeurs de l'hypophyse cérébrale, elle est depuis longtemps bien établie.

D'ailleurs, indépendamment des tumeurs de l'hypophyse, celles de la base du crâne peuvent déterminer, en même temps, des lésions du nerf optique et de l'aménorrhée (voir *Yamaguchi*, 76 *a*). Ainsi, dans deux cas observés à la clinique de *Fuchs* par *Herbot* (76 *b*), l'affection du nerf optique (papillite) et l'aménorrhée étaient dues à une hydrocéphalie.

Dans le premier cas, la ponction lombaire amena la disparition de la papillite, une amélioration de la vue et la réapparition des règles.

Nous relevons, enfin, deux cas de névrite rétro-bulbaire dus à l'aménorrhée. Ceux de *Rampoldi* (77) et de Abelsdorff (78).

Rampoldi rapporte le cas d'une femme de vingt-quatre ans, anémique depuis une cessation des règles et présentant de la névrite rétro-bulbaire de l'œil gauche avec légère exophtalmie. Cet œil est devenu amaurotique. En le refoulant en arrière dans l'orbite, on provoque des douleurs.

Traitement : sangsues, aloès, digitale. Quatre semaines après, guérison complète.

La menstruation suivante ne s'effectua pas et cette fois, ce fut l'œil droit qui présenta les symptômes précédents. Même traitement, guérison complète. Les règles revinrent dans la suite et l'affection ne se reproduisit plus.

V

SUPPRESSION DE LA MENSTRUATION

Nous décrivons, dans ce chapitre, les troubles oculaires que l'on observe dans les cas où la menstruation s'est trouvée interrompue subitement, à la suite d'une émotion, d'un traumatisme ou d'une excitation de nerfs périphériques (refroidissement subit, etc.) L'écoulement sanguin dans ce cas fait défaut ou bien est insignifiant.

Cornée. — *Daguenet* (79) et *Teillais* (cités par *Léral*, 23), ont publié des cas, où à la suite d'une suppression des règles, apparurent des infiltrations et des ulcères consécutifs de la cornée.

Il s'agissait, dans ces cas, croyons-nous, d'une coïncidence de l'affection oculaire et de la suppression des règles. La première fut peut-être aggravée par une congestion de la conjonctive, due à cette dernière cause.

Tractus uvéal. Iritis. — *Thaon* (80), rapporte le cas d'une femme hystérique de vingt-trois ans, chez laquelle l'émotion due à la mort de son enfant détermina une suppression des règles.

Des douleurs vives furent ressenties dans les deux globes oculaires pendant six semaines.

L'examen ophtalmoscopique prouva l'existence d'une iritis séreuse et de flocons dans le corps vitré.

Traitement antisyphilitique sans résultats. L'iritis guérit seulement après la réapparition des règles : il en reste quelques traces : de synéchies postérieures de l'iris.

Teillais (cité par *Lérat*, 23), cite le cas d'une jeune fille de vingt-huit ans, dont l'œil droit avait une vue affaiblie par une iritis, à la suite d'une suppression des règles. On constatait des opacités fines dans le corps vitré. Les règles ne se reproduisent qu'après deux mois.

Quelquefois la suppression des règles est suivie d'épistaxis, d'hématémèses et d'hémorragies intra-oculaires : dans la chambre antérieure de l'œil (*Cohn*, 10, p. 107) ou dans le corps vitré.

Dans un cas de *Teillais* (23, p. 39), les hémorragies dans le corps vitré se manifestèrent dans un œil, elles furent précédées d'un obscurcissement de la vue et de la perception de taches noires, phénomènes subjectifs que *Teillais* explique par des hémorragies dans la choroïde.

Une choroïdite disséminée a été observée par *Machek* (81), chez une jeune fille de dix-huit ans qui, depuis six mois, avait ses règles supprimées ; la choroïdite disséminée périphérique était compliquée de neuro-rétinite. — V. o. d. = 5/60 ; V. o. g. = 6/24. — Le traitement mercuriel fut appliqué, les règles revinrent qui amenèrent, peu à peu, une amélioration de la vue. Le traitement mercuriel fut suivi pendant quatre mois. Voici le résultat final :

V. o. d. = 6/18 — V. o. g. = 6/9. — Nous ne croyons pas qu'il faille déduire du bon résultat obtenu par un traitement mercuriel, que l'affection fut sûrement d'origine syphilitique.

Nerf optique. Rétine. — On observe une névrite optique ou une neuro-rétinite ou une névrite rétro-bulbaire aiguë, susceptible d'entraîner une atrophie optique, enfin un décollement rétinien et des hémorragies dans la rétine ou dans la papille optique.

Brierre de Boismont (cité par *Léral*, 23, p. 8), rapporte le cas d'une femme de trente-deux ans, qui, après suppression des règles, ressentit des céphalalgies intenses et fut atteinte d'une amblyopie double (tout vu en brouillard), avec pupilles dilatées sans réaction.

Le côté temporal du champ visuel de l'o. g. manquait. *Brierre* décrit ce phénomène comme « hémiopie » ; il s'agit probablement d'un rétrécissement irrégulier du champ visuel. — Après plusieurs mois, la menstruation se rétablit, la vue s'améliora et devint peu à peu normale.

Brown (8) publie un cas où l'affection (ce qui est exceptionnel) était uni-oculaire. Il s'agit d'une femme de quarante ans, qui, après la suppression de la menstruation, fut atteinte de céphalalgies et d'amaurose de l'œil gauche. Six mois après, le rétablissement des règles se fit, et la guérison de la vue de l'œil gauche suivit.

Franck (cité par *Thaon*, 80), rapporte un cas de suppression des règles, suivie d'une amaurose double. Des heurteloups ne donnèrent aucun résultat ; trois mois après, la réapparition des règles fut suivie d'un rétablissement de la vue.

Skorkowski et *Kofminski* (82), rappellent l'histoire d'une blanchisseuse de dix-neuf ans, qui, après la suppression de la menstruation par un refroidissement, eut une amaurose subite double.

Cette amaurose disparut six jours après la réapparition des règles.

Samelsohn (83), cite le cas d'une jeune fille de vingt et un ans qui travaillant dans une rivière froide, pieds nus, pendant la menstruation, eut une suppression immédiate des règles.

Dans la soirée, des douleurs dans les orbites apparurent ; vingt-quatre heures après, abaissement de la vue, qui en cinq jours devint de l'amaurose. A l'ophtalmoscope, on constatait un léger trouble péri-papillaire, et de la dilatation des veines rétiniennes ; sept semaines après, apparaissent les règles et la vue se rétablit.

Dans un cas de *Mooren* (18), une paysanne, après un refroidissement et suppression de règles accompagnée de douleurs de la région ovarienne droite, de fièvres, de délire, eut de l'amaurose de l'œil droit, de l'amblyopie de l'œil gauche, de la neuro-rétinite double. A l'examen on constatait de la paramétrite et de l'oophorite ; traitement : saignées locales à la cloison nasale et au col de la matrice. A la suite la vue s'améliora.

Stocker (cité par *Cohn*, 10, p. 113), relate l'observation d'une jeune fille de vingt-huit ans, anémique, qui eut une suppression de la menstruation suivie d'une hémianopie inférieure de l'œil gauche. Celle-ci s'aggrava en quelques heures en amaurose ; à l'ophtalmoscope : rien d'anormal, mais trois jours après, on reconnaissait une névrite optique.

Après chaque menstruation, une amélioration de la vue se produisit et, enfin, la vision redevint normale.

Dans un cas de *Galezowski* (84), une jeune fille de vingt ans eut, trois jours après une suppression des règles à la suite d'une émotion, de la céphalalgie et des frissons. Le septième jour, amblyopie de l'œil gauche et rétrécissement du champ visuel en haut, papille optique congestionnée et neuro-rétinite exsudative.

Le rétablissement d'une menstruation, peu abondante cependant, fut suivi d'une amélioration, et de la vue et de l'état général.

Kay (85), cite le cas d'une femme de vingt ans qui eut, après suppression des règles, de l'hyperhémie des conjonctives et de la diminution de la vue avec photophobie ; à l'ophtalmoscope, on constata une légère névrite optique.

La menstruation suivante ne se fit pas et la diminution de la vue s'accentua davantage; le retour de la menstruation seul amena une amélioration notable de la vue.

Il faut encore mentionner les observations de *Sulphen* (86), de *Chirall* (87) et de *Rude* (88).

Ce dernier auteur cite un cas de *dyschromatopsie*, survenu après la suppression de la menstruation. Il s'agit probablement, dans son cas, d'une névrite rétrobulbaire aiguë avec un large scotome central pour les couleurs.

Coursserant (59, p. 63), rapporte une observation d'une femme de trente-six ans, qui eut un refroidissement à la suite d'une pluie subite. Les règles cessèrent. Dans la soirée apparurent des céphalalgies, des nausées, des vomissements, de la lourdeur dans les membres ; deux jours après : amblyopie de l'œil droit, avec un très grand scotome central. Hémorragie rétinienne dans la région de la macula lutea.

Une deuxième observation de *Coursserant* (54, p. 81) concerne une femme de trente-six ans, chez qui l'émotion ressentie, à la suite de l'arrestation de son mari, détermina la suppression des règles ; deux jours après survint une hémorragie intra-oculaire très grave, avec perte de la vision.

Desmarres (89) cite le cas d'une jeune fille de vingt-cinq ans, qui eut une amblyopie très accentuée, le lendemain de la suppression de ses règles.

Léral (23, p. 46) enfin rapporte l'observation d'une femme de trente-trois ans, chez laquelle se fit une hémorragie dans la région de la papille optique, à la suite d'une suppression des règles.

Il existe seulement une observation de *décollement de la rétine,* survenu à la suite d'une suppression de la menstruation, c'est celle de *Pflüger* (voir *Cohn,* 10, p. 111). Une femme de cinquante et un ans, en travaillant un soir, dans son jardin, au moment où elle attendait ses règles, est prise d'une céphalal-

gie intense ; le lendemain, trouble de la vue de l'o. g.
On constate un décollement rétinien. Une injection
intra-oculaire de teinture d'iode (méthode du Dr Schô-
ler) donne un bon résultat, la rétine se recolla et
la menstruation se rétablit, mais, quatre semaines
après, furent constatés, une atrophie des nerfs
optiques et des plaques de choroïdite. V = 1/18.

Muscles extrinsèques de l'œil. — *Mooren* (18)
constata à la suite d'une suppression de la menstruation, une parésie bilatérale des nerfs faciaux et
oculo-moteurs externes et du muscle droit interne
du côté gauche. La vue était intacte.

Mooren admet une hémorragie dans le pont de
Varole, entre les corps olivaire et restiforme.

M. Kay (85, p. 60) observ le cas suivant : Après
une suppression des règles, une jeune fille de vingt-
deux ans présenta les symptômes d'une diplopie
intermittente, avec douleurs sus-orbitaires et amblyopie. A l'ophtalmoscope on reconnut une neuro-
rétinite.

Le traitement tendit à rétablir la menstruation,
ce qui réussit à améliorer la vue, il y eut une fois
cependant une rechute à la suite d'un refroidissement, à la fin de la menstruation ; six mois après,
amélioration de la vue et de l'état général.

Les troubles de la vue, survenant à la suite de la
suppression des règles, avaient depuis fort longtemps
attiré l'attention des cliniciens.

Foerster (3), dont l'opinion est encore défendue
par *Groenouw* (20, p. 162), admet que l'affection du

nerf optique est due à l'hyperémie de ce nerf, hyperémie réflexe ayant son origine dans une excitation du plexus nerveux des organes génitaux, survenant pendant l'époque menstruelle.

Foerster s'appuie, pour fonder cette théorie, sur une hypothèse de *Rokitansky*, qui admet qu'une hyperémie dans le cerveau et dans la moelle épinière peut déterminer l'apparition d'un tissu succulent de fibres connectives qui s'organisent ensuite en tissu cicatriciel.

Leber (34, p. 817) dit : « Il y a quelque vérité dans l'idée généralement admise que, à la suite de certains troubles externes ou internes, la congestion physiologique des organes sexuels peut être remplacée par une congestion vers d'autres parties du corps, congestion qui peut même s'aggraver d'un vrai processus inflammatoire.

« Cette fluxion sanguine, que l'on peut facilement expliquer par une dilatation réflexe des petits vaisseaux, ne sera pas toujours limitée, cela se comprend facilement, aux vaisseaux du nerf optique, elle dépassera la zone de ce nerf. »

Il s'explique ainsi que la névrite optique soit fréquemment accompagnée de céphalalgie ou d'une sensation de chaleur ou de fluxion vers la tête, quelquefois même de symptômes cérébraux nets; on peut d'ailleurs, ajoute-t-il, d'autant moins délimiter ces processus méningitiques, que nous nous basons seulement sur l'observation faite pendant la vie.

Leber reconnaît cependant la grande difficulté d'expliquer les cas de cécité (atrophie optique) par une hyperémie.

Le rétablissement rapide de la vue, que l'on observe quelquefois, lui suggère plutôt l'hypothèse d'une exsudation pouvant rapidement être résorbée, mais pouvant aussi être accompagnée d'une hémorragie vicariante.

Mooren et, après lui, *S. Cohn* (10, p. 104) donnent l'explication suivante :

« L'entrave subite de la menstruation occasionne une congestion subite dans le système vasculaire du corps. »

L'hyperémie veineuse se transmet d'abord aux organes pelviens par l'intermédiaire des plexus veineux, utérin et pampiniforme, puis aux vaisseaux lombaires et aux veines de l'épine dorsale. La pression, que les nerfs de cette région subissent par les vaisseaux gorgés, occasionne, d'après *Cohn*, tantôt une lourdeur dans les membres, des douleurs dans les reins, tantôt des céphalalgies, nausées ou vomissements.

Le grand développement des vaisseaux dans la région de la nuque explique, d'après *Cohn*, la faculté de la propagation de la stase veineuse vers les veines occipitales, qui communiquent par les trous mastoïdiens avec le sinus transverse de la base du crâne. Chez l'homme, il y a un centre visuel dans chaque lobe temporal, le *gyrus angularis* (cette théorie est controuvée) qui est relié par des radiations nerveuses avec les corps quadrijumeaux, le corps géniculé (externe) et les bandelettes optiques.

Une stase veineuse dans ces sinus produirait facilement, d'après *Mooren*, une compression des centres corticaux de la vision et expliquerait les cas d'amaurose transitoire dus à la suppression de la menstruation.

Samelsohn, au contraire, admet que l'anémie subite des vaisseaux utérins, due à la suppression des règles, occasionne une pléthore générale, qui provoque une extravasation et une transsudation avec compression consécutive du nerf optique.

Terrien (21, p. 1073) pense qu'il s'agit bien plus probablement d'une infection, et une observation de *Rokitansky,* dans laquelle il existait, en même temps, une inflammation de la moelle et du cerveau, et des foyers de sclérose en certains points, le montre nettement.

Nous reviendrons dans un chapitre ultérieur, sur ces théories des troubles oculaires, dus à la suppression de la menstruation.

VI

MÉNOPAUSE

La ménopause commence généralement entre quarante-six et cinquante ans. Exceptionnellement on observe sa manifestation tardive, plus fréquemment la ménopause est prématurée.

La ménopause peut s'établir par cessation subite des règles, chose rare; ou bien par une période assez longue, de quelques mois à deux ou même à trois ans, durant laquelle les règles sont irrégulières.

Tantôt elles apparaissent avec symptômes de dysménorrhée, tantôt avec phénomènes d'aménorrhée, parfois, au contraire, elles se traduisent par des hémorragies très abondantes.

On observe toujours, à ce moment, et nous n'y insistons pas, une aggravation de troubles nerveux. Selon les formes cliniques de la ménopause, les troubles oculaires, qui l'accompagnent, seront aussi très variés.

On constate, à l'âge de la ménopause, le maximum de la fréquence de troubles oculaires. Ainsi, dans la statistique de la clinique de *Tubingen* (49), on relève chez la femme, un maximum d'affections oculaires entre cinquante-six et soixante ans; on observe cependant, au même âge, chez l'homme, le plus grand nombre de maladies des yeux.

A. — TROUBLES OCULAIRES D'ORIGINE NERVEUSE

Parmi les troubles oculaires nerveux, dus à la ménopause, il faut mentionner l'asthénopie musculaire et névroptique qui peuvent s'aggraver et faire place aux phénomènes de kopiopie hystérique que nous décrirons dans le prochain chapitre.

Pfluger (cité chez *Cohn*, 10, p. 41) a observé chez une fille d'une quarantaine d'années, une asthénopie et un larmoiement très accentués au moment de la ménopause. En même temps existait chez elle une grande dépression morale.

Le sondage du canal naso-lacrymal et les injections, essayées après, ne procuraient même pas d'amélioration du larmoiement.

Il s'agissait, à notre avis, dans ce cas, d'un larmoiement hystérique, aggravé au moment de la ménopause, et se manifestant et par les symptômes d'asthénopie et par le larmoiement qui n'est qu'une névrose de sécrétion de la glande lacrymale.

Nous avons également observé un cas des plus nets de larmoiement hystérique survenu à la suite de la ménopause prématurée, le voici :

OBSERVATION 1685. — Mme M..., quarante-huit ans, grande, aspect anémique, nous fut adressée par le D^r *Th. Klein*.
a. h..., père très nerveux, mère goutteuse.
a. h..., fausse-couche à vingt-quatre ans, les règles ont cessé à l'âge de trente-deux ans ; depuis lors, elle est devenue très nerveuse : à l'examen, nous relevons des stigmates d'hystérie, le champ visuel rétréci et pour le

blanc et pour les couleurs, l'est surtout du côté gauche, *o. d.* V. 20/30, *o. g.* V. 20/100. Il existe un larmoiement hystérique, qui fut longtemps soigné par des sondes et des injections sans résultat. Ce larmoiement est surtout très accusé du côté gauche, et lui rend la vie intolérable.

Elle a toujours une sensation douloureuse dans cet œil. Un médecin lui a instillé une goutte de cocaïne dans cet œil, pour calmer les douleurs. L'effet fut contraire, les douleurs devenaient des plus violentes et duraient de l'après-midi jusqu'à minuit. Le Dr *Klein*, essaya des injections de cacodylate de soude, pour lutter contre son anémie avec l'espoir que l'hystérie, de cette façon, serait améliorée, mais n'obtint pas de résultat. La vue s'améliora avec des verres convexes + 1,5 dioptries pour loin et + 5 dioptries pour près ; mais la malade ne peut supporter aucune monture de lunettes. Elle se passe presque complètement de lecture.

Aggravation d'une hystérie au moment d'une ménopause prématurée. — On peut observer, au moment de la ménopause, soit une aggravation de troubles oculaires hystériques existant avant l'apparition de la ménopause, soit le développement de nouveaux troubles oculaires.

B. — AFFECTIONS OCULAIRES PENDANT LA MÉNOPAUSE

Conjonctive. Episclérite. — Nous sommes frappés de la grande ténacité de conjonctivites au moment de la ménopause. On observe également, une épisclérite à cette période.

Evans (93 *a*) relate le cas d'une hémorragie sous-conjonctivale, survenue pendant la ménopause.

OBSERVATION 2388. — Nous avons observé une épisclérite, qui se manifesta au moment d'une ménopause prématurée chez une femme de quarante-un ans.

E. BERGER et Robert LŒWY.   5

A vingt ans, elle avait été atteinte d'une affection oculaire, que l'on expliqua par une « montée du lait » !

A vingt-six ans, elle présenta une kératite double.

Depuis la ménopause, elle souffre d'une épisclérite qui s'aggrave au moment de ses règles. Elle fut atteinte, à ce moment, d'un malaise général, mal au cœur, tiraillements dans le dos et de troubles variés ordinaires.

Il y a six semaines, elle eut un accès d'érythropsie (a vu tous les objets en rouge). V = 20/30 aux deux yeux.

Tractus uvéal. — On connaît, depuis longtemps, l'influence de la ménopause sur le développement d'une inflammation chronique du tractus uvéal, soit sous forme de choroïdite, qui atteint également légèrement la partie antérieure du globe, soit sous forme de cyclite, soit sous forme d'iritis (*Wecker, Galezowski*).

Sichel (90) a observé chez une femme de cinquante-deux ans, dont la ménopause date de neuf ans, de la céphalalgie, des douleurs gastriques, une iritis avec glaucome.

Middlemore (91) rapporte l'observation d'une femme de cinquante ans, ménopausée depuis cinq ans et présentant de la cyclite partielle de l'œil droit, s'aggravant toutes les quatre ou huit semaines, avec névralgies dans la joue et dans la région sourcilière.

On connaît également l'influence de la ménopause sur le développement du *glaucome*. On peut l'expliquer par les altérations vasculaires, l'inflammation chronique du tractus visuel; mais nous pensons que l'augmentation de la tension intra-vasculaire qui, d'après *Naumann* (92), serait constante dans la ménopause, joue également un rôle dans le développement du glaucome.

Le glaucome peut, d'ailleurs aussi résulter d'hémorragies intra-oculaires, comme le démontre un cas observé par *Terrien* (21, p. 1071).

Nerf optique. — On observe, pendant la ménopause plus fréquemment que dans la dysménorrhée ou l'aménorrhée, des affections du nerf optique.

Dans la plupart des cas, ces dernières revêtent l'aspect d'une atrophie grise, plus rarement celui d'une névrite optique. L'affection est, dans la plupart des cas, bilatérale ; rarement un œil seul est atteint (*Stocke*, 93), (*Galezowski*, 94). Peut-être s'agit-il, dans ces derniers cas, d'une affection ayant seulement débuté dans un œil, l'autre œil n'étant appelé à traduire son altération qu'un certain temps après.

Nous avons observé un cas d'atrophie optique, qui débuta au moment de la ménopause et s'aggrava dans la suite aux époques auxquelles la malade attendait ses règles.

OBSERVATION 2342. — 12. XII. 1902. — *Atrophie optique commencée au moment de la ménopause.*

Mme B..., cinquante-six ans, brodeuse, robuste, a. *h.* et *p.* rien de particulier, a toujours été en bonne santé. Il y a un an, ses règles cessèrent et, dès lors, la vue commença à baisser. Chaque époque menstruelle se traduisit par une congestion vers la tête, battements de cœur, malaise général et affaiblissement de plus en plus accentué de la vue, pupilles larges, réaction lumineuse accommodative et consensuelle conservées, larmoiement aux deux yeux, surtout prononcé du côté gauche, V. de l'o. *d.* = 20/70, *o. g.* = 1/5, champ visuel rétréci aux deux yeux ; à l'ophtalmoscope, atrophie optique.

Pas de signe de Westphal, pas de Romberg.

Traitement K. I.

6. XI. 1903. — La vue a baissé de nouveau, et c'est à peine si elle peut se conduire dans la rue. Nous conseillons un examen gynécologique, mais n'avons pas revu la malade.

Comme exemples de névrite optique, dans la ménopause, il faut citer ceux de *Stocke* et de *Galezowski*.

Observation de *Galezowski* (94) : Une femme de cinquante-deux ans, souffre depuis deux ans et demi, c'est-à-dire depuis sa ménopause de céphalalgies, d'abaissement de la vue de l'œil gauche, qui présente des phénomènes subjectifs de photopsie.

Traitement : sangsues à l'anus, aux cuisses, et autour des grandes lèvres au moment des époques ; K. I et purgatifs.

Après deux mois, amélioration et après trois mois guérison.

Il faut encore mentionner les cas observés par *Foerster* (3, p. 100) dans lesquels le professeur *Freund* (de Strasbourg) avait fait le diagnostic d'involution prématurée de la matrice à la suite d'une métrite chronique, chez des femmes de vingt à vingt-sept ans, femmes stériles ou devenues stériles à un âge très jeune.

Dans ces cas, l'affection était le plus souvent uni-oculaire, l'autre œil n'étant pas touché ou du moins très légèrement. La vue était peu atteinte ; à l'ophtalmoscope, la papille optique est rouge, quelquefois un peu proéminente, ses contours sont indistincts ou complètement effacés.

Foerster explique l'atrophie optique dans la ménopause par phénomènes congestifs vers la tête. — *Cohn* (10, p. 38) admet une pléthore générale consécutive à la cessation des règles et cette pléthore occasionnerait des congestions vers certains organes ; congestions qui, par leur répétition, troubleraient leur fonction. Il explique ainsi : les maux de tête (hyperémie des méninges), les troubles oculaires (hyperémie de la choroïde), les troubles digestifs (hyperémie de l'estomac, de l'intestin, du foie), les hémorroïdes et les catarrhes bronchiques, survenant pendant la ménopause. Cette théorie est conforme à celle qu'il donne, pour expliquer les troubles visuels dus à la suppression des règles.

Les cas de *scotome scintillant,* survenant pendant la ménopause ne sont pas rares. Il s'agit quelquefois de symptômes d'une névrose. Leur pathogénie, d'ailleurs, n'est pas encore suffisamment étudiée.

Dans une observation relatée par *Meige* (94 *a*), une femme de soixante-treize ans fut atteinte, à la ménopause, et dans la suite, de crises de scotome scintillant, accompagnées de migraines, de vertiges, d'hémianopsie et d'aphasie transitoire, ainsi que de parésie de la moitié droite de la face, qui devint œdémateuse. *Meige* explique tous ces phénomènes, par un angiospasme transitoire des centres nerveux, dont la localisation est difficile à préciser.

VII

DE LA MENSTRUATION

Les symptômes cliniques des altérations, que l'organe visuel présente au moment de la menstruation normale ou pathologique, sont très intéressants, à étudier au point de vue de la physiologie pathologique de la menstruation.

Cette question de la menstruation a suscité un nombre infini de travaux et de publications, concernant surtout la théorie.

Il nous est impossible de nous y étendre ici. On verra, dans le cours de ce travail, comment nous concevons la filiation des phénomènes.

Nous rappellerons seulement la théorie de *Jayle* (104 *a*), dont les intéressants travaux sont bien connus. C'est d'ailleurs, parmi les auteurs, celui dont l'opinion se rapproche le plus de la nôtre.

Jayle dit : « L'ovaire sécrète une substance, qui agit sur le système sympathique, à l'état normal; cette sécrétion a lieu surtout au moment de la ponte périodique, et, agissant sur les vaso-dilatateurs de l'utérus, elle détermine le flux menstruel. »

Cette théorie n'explique pas les cas d'hyperémie menstruelle des organes divers, par suppression de la menstruation. D'ailleurs *Jayle* reconnaît lui-même que cette théorie n'est pas suffisante pour expliquer tous les phénomènes menstruels, car il ajoute à sa théorie l'hypothèse suivante :

« Ce flux menstruel, par sa périodicité, a pour conséquence de créer un état particulier du système vaso-moteur féminin, état qui ne saurait se modifier brusquement sans encombre. »

On sait que l'on observe, au moment des règles, une hyperémie de tout le système génital, en même temps qu'apparaissent des symptômes généraux variés ; cérébraux, spinaux, vaso-moteurs.

Nous avons constaté l'impossibilité d'expliquer, par une pléthore générale, une fluxion sanguine, ou les altérations portant sur l'organe de la vision ; tout au plus peut-on admettre ce facteur comme jouant un rôle à peu près net dans les cas de glaucome.

D'autre part, *la plupart des altérations, que l'on observe du côté de l'organe de la vision, présentent tous les caractères d'altérations d'ordre toxique ;* nous l'avons vu d'ailleurs au cours de nos descriptions précédentes.

Donc, la cause primordiale de tous les symptômes, que l'on relève dans la menstruation normale, est d'ordre toxique et l'on peut rattacher aux produits de sécrétion des ovaires ces éruptions de la peau des paupières, que nous avons décrites, ces cas nombreux d'œdème des paupières avec rougeur simulant l'érysipèle (*Boerner*), l'hyperémie et le chémosis de la conjonctive, qui rentrent dans le cadre de l'urticaire. De même, relèvent des produits de sécrétion et d'échange, les hémorragies de la peau des paupières, les hémorragies sous-conjonctivales, intra-oculaires (chambre antérieure, corps vitré), de la rétine et du nerf optique.

Bien entendu, les produits de sécrétion agissent en partie, par des altérations des parois vasculaires, en partie par une augmentation de la tension sanguine, en partie par des modifications de la pression osmotique, etc. ; et ces différents facteurs entrent chacun en jeu avec plus ou moins de valeur, suivant les cas.

Nous pensons avoir démontré l'influence toxémique, dans la pathogénie de certains cas d'iritis ou irio-choroïdites accompagnant les règles ; en tous cas, il est intéressant de noter que l'existence d'une iritis toxique est établie par les recherches cliniques de *Leber* (95), dans le diabète et l'uricémie chronique (auto-intoxication due aux néphrites).

Enfin, il est d'autres cas d'iritis ou d'irido-choroïdites infectieuses, à point de départ génital, qui s'aggravent au moment des règles.

Nous n'insisterons pas, pour ne pas tomber dans des redites, sur l'*origine toxémique* de certains troubles oculaires, que l'on observe dans les menstruations anormales : dysménorrhée, aménorrhée, cessation des règles, puberté et ménopause, ni sur l'origine toxique des conjonctivites, des hémorragies intra-oculaires et peut-être aussi de certains cas d'iritis ou d'irido-choroïdite. Mais les affections, où l'étiologie toxémique est des plus évidentes, sont celles des nerfs optiques. Ces nerfs peuvent être atteints de névrite aiguë ou chronique et de névrite rétrobulbaire ou d'atrophie optique. La lésion est

généralement double, quelquefois pour les névrites
elle est monoculaire, d'autres fois un œil est atteint
avant l'autre. L'affection peut débuter par une
amaurose, ou par une amblyopie très prononcée
(névrite aiguë), ou bien les troubles oculaires se
manifestent peu à peu.

Dans les cas où il se produit, au début, un *scotome
central* (*Uhthoff*, notre cas), le phénomène rappelle
absolument celui que l'on observe dans certaines
intoxications (alcool, tabac), ou auto-intoxications
(diabète).

On aurait assurément observé plus fréquemment
un scotome central dans les affections du nerf optique
consécutives aux troubles de la menstruation, si l'on
avait pris soin d'examiner les cas en ce sens.

Le champ visuel est généralement rétréci ; nous
avons constaté, dans une de nos observations, un
rétrécissement en secteur des limites des couleurs ;
il est probable que cette forme de rétrécissement
s'observe quelquefois aussi pour le blanc et cela nous
expliquerait pourquoi, dans certains faits, il y avait
un rétrécissement irrégulier, qui, dans le cas de
Brierre des Boismont, se manifeste par une hémiopie temporale, dans celui de *Stocker*, par une
hémiopie inférieure (défaut de la partie inférieure
du champ visuel), dans l'observation de *Galezowski*,
par une hémianopie supérieure.

Nous croyons aussi que les quelques cas de paralysie des muscles extrinsèques de l'œil (migraine
ophtalmoplégique menstruelle de *Hasner*), paralysie
des III⁰, II⁰ et VII⁰ nerfs, que *Mooren*, dans ses
observations, attribue à une hémorragie intra-céré-

brale, et de *Mac Kay* (diplopie menstruelle) peuvent très bien être expliqués par l'action des substances toxiques sur les parties périphériques des nerfs moteurs (névrite périphérique).

On ne connaît pas encore de paralysie des muscles intrinsèques de l'œil, qui serait due à la menstruation.

Les symptômes généraux de la menstruation, normale ou anormale, parlent aussi en faveur d'une auto-intoxication : vertiges, somnolence, faiblesse de la mémoire (*Leber*) nausées, vomissements, battements de cœur, bouffées de chaleur, fièvres, crampes, accès épileptiformes, etc.

Il est également très intéressant de constater que la plupart des nourissons présentent, pendant les règles des nourrices, une légère augmentation de température (*Plantier*, 95 *a*), que cet auteur ne peut pas expliquer et que nous attribuons à l'auto-intoxication menstruelle.

Le rôle anti-toxique du flux cataménial a été depuis fort longtemps envisagé par les auteurs. Il semble démontré par des expériences faites par *Charrin*.

Cette opinion avait été aussi déjà soutenue par les accoucheurs et par *Tarnier* et *Chantreuil* dans léur *Traité d'accouchement*. Mais la difficulté était d'expliquer l'origine des substances toxiques accumulées dans l'organisme, avant le flux cataménial.

Nombre d'ophtalmologistes avaient admis que, au moment des règles, le détachement de l'épithélium utérin ouvrait une porte d'entrée aux germes infectieux, et permettait ainsi la généralisation dans l'économie des produits toxiques infectieux, qui provoquaient les troubles oculaires variés.

Mais comment expliquer les cas d'auto-intoxication dans l'aménorrhée ?

Groenouw (20, p. 154) accepte, pour l'explication de certains troubles oculaires d'origine menstruelle, la formation de produits anormaux d'échange, pendant la menstruation.

Pailhac (96) avait, d'ailleurs, déjà admis cette théorie et avait prétendu qu'il y avait, même aussi chez l'homme, une auto-intoxication périodique analogue, se manifestant notamment, sous forme d'élévations de température, approximativement bimensuelles, et qu'il considère comme l'équivalent de la menstruation féminine.

L'auto-intoxication menstruelle peut cependant être expliquée par la théorie des sécrétions internes des glandes.

L'ovaire, comme toute autre glande (*Brown-Séquard*) a une sécrétion externe et une sécrétion interne.

Le corps jaune, d'après les travaux récents (*Fraenkel*) semble jouer un rôle primordial dans la sécrétion interne, mais nous devons faire une réserve en faveur de ces cellules interstitielles irrégulières, alignées de préférence le long des vaisseaux, dans la substance médullaire de l'ovaire, et qui peuvent être comparées, d'après *Schæfer*, aux cellules interstitielles du testicule. Or, d'après *Bouin* et *Ancel* (Acad. des Sciences de Paris, 11 janvier 1904, p. 110), la glande interstitielle du testicule seule avait une action générale sur l'organisme.

L'ovulation se fait toutes les quatre semaines. Elle est accompagnée de changements périodiques de volume de l'ovaire (voir sur cette question *Ribemont-Dessaignes* et *Lepage*, 97, p. 5). Au moment de la maturité de l'ovule, le volume de l'ovaire est souvent doublé.

Cette congestion périodique de l'ovaire, qui se produit jusqu'au moment de la rupture du follicule de Graaf, coïncide vraisemblablement avec une augmentation de la sécrétion interne; les faits cliniques semblent le démontrer.

L'augmentation du volume du follicule de Graaf, due à une transsudation très forte dans l'intérieur de ce follicule (*Spiegelberg*, 98), et sa rupture produisent une excitation des nerfs périphériques de l'ovaire, qui par l'intermédiaire de la moelle épinière (*Pflüger*, 99), se transmet aux vasomoteurs des organes génitaux et provoque leur hyperémie.

La maturation du follicule de *Graaf* coïncide donc avec deux phénomènes : 1° Congestion des organes génitaux; 2° toxémie due à l'augmentation de la sécrétion interne de l'ovaire; cette sécrétion ne serait plus, au moment des règles, neutralisée par la sécrétion interne des autres glandes (thyroïde, glandes surrénales).

Cette auto-intoxication se manifeste par des troubles vasomoteurs, que l'on a toujours voulu attribuer à une augmentation de la quantité de sang. On ne comprend pas d'où, subitement, cette augmentation de la quantité du sang, tirerait son origine.

Il y a toujours, avant le flux menstruel, une augmentation de la tension intra-vasculaire (*Ott.* 100).

On peut d'ailleurs provoquer aussi le même phénomène chez les animaux, par une excitation de l'ovaire
ou des fibres de l'ovaire (*Roehrig*, 101).

Cette auto-intoxication menstruelle, diminuant la
résistance des parois vasculaires, expliquerait les
hémorragies, qui se manifestent surtout dans la matrice, en raison de la riche vascularisation de cet
organe, et de la disposition des vaisseaux qui, creusés
dans l'épaisseur du tissu musculaire, ont fait compa-
rer par *Rouget* l'utérus à un organe érectile.

Il est très intéressant de noter, que les anciens avaient
admis une auto-intoxication due au sang menstruel non
éliminé.
Celse, *Aretaeus* et *Galien* auraient déjà reconnu l'analogie de quelques phénomènes hystériques avec des symptômes d'auto-intoxication, par des humeurs altérées
de l'économie, par suppression des règles, etc. (Voir
Higier, 101 a).

Mais l'état toxémique peut même, dans la
menstruation normale, occasionner de hémorragies
dans d'autres organes, particulièrement dans le
corps caverneux du nez (*Fliess*, 102) ou en différentes
parties du corps.

La toxémie (auto-intoxication) est généralement
légère pendant la menstruation normale ; il semble
toutefois que, dans certains cas, la sécrétion interne
de l'ovaire, qui accompagne la ponte de l'ovule, soit
très abondante ou très toxique; et nous observons
alors des phénomènes d'auto-intoxication, se manifestant sur la peau et les muqueuses, des hémorragies, que l'on avait tort de considérer comme
hémorragies vicariantes, enfin des symptômes du

côté du système nerveux, que l'on peut grouper sous le terme de névrose ou même de psychose menstruelle.

Chaque époque menstruelle coïncide d'ordinaire avec la rupture d'un follicule de *Graaf* (voir pour détails, *Ribemont-Dessaignes et Lepage*, 97, p. 49), mais la durée entre le commencement de l'hyperémie ovarienne, qui précède cette rupture, et l'apparition de la toxémie, qui provoque le flux menstruel est très variable ; elle peut être même de dix jours. Cela nous explique pourquoi l'ovulation ne coïncide pas toujours avec le flux menstruel. (*Ribemont-Dessaignes* et *Lepage*, 97, p. 75).

L'hyperémie (vaso-paralytique) des organes génitaux est suivie d'une hémorragie, qui décharge l'organisme de substances toxiques en circulation (produits de sécrétion interne, produits d'échange, etc.).

Il semblerait que, lorsque dans une partie du corps existe une paralysie des vaso-moteurs, il se produise, à ce niveau, un afflux de substances toxiques : l'observation suivante paraît confirmer cette manière de voir : il s'agissait d'une parésie du trijumeau.

Le médecin du malade en question avait prescrit de l'iodure de potassium et les éruptions d'acné iodique ne se produisirent que dans la région innervée par le trijumeau (*Berger et Robert Loewy*, 103) du côté de la parésie.

Nous avons observé récemment, et confirmant notre manière de voir, un cas intéressant d'intoxication par des couleurs d'aniline, dans lequel l'amélioration se produisit immédiate et très nette au moment des règles.

Voici l'observation :

Chez une femme âgée de trente-six ans, il se produisit, à la suite de l'emploi d'une teinture pour les cheveux contenant de l'aniline, une intoxication se manifestant par des maux de tête violents et un scotome central de l'œil gauche pour les couleurs. L'amélioration de la vue ne se faisait que très lentement, malgré un traitement sévère, séjour à l'obscurité, emploi de moyens pour débarrasser le corps de substances toxiques, transsudation, iodure de potassium. Suit la menstruation pendant laquelle, nous supprimons tous les médicaments. Après la menstruation, il se manifeste une amélioration surprenante et une guérison complète peu de temps après.

Parfois l'hémorragie menstruelle n'a pas lieu, et l'élimination de produits toxiques se fait par un accroissement de pertes blanches (menstrua alba des Allemands).

Dans les maladies adynamiques, les forces ne permettent pas à l'organisme de fournir une quantité suffisante de sécrétion interne des ovaires, ce qui nous explique pourquoi la menstruation ne se fait pas ; d'ailleurs il manque aussi l'hyperémie des organes génitaux au moment de l'ovulation.

On peut se demander si la sécrétion interne du testicule ne pourrait exceptionnellement, soit par excès de quantité, soit par toxicité plus grande, provoquer une auto-intoxication, avec des troubles oculaires analogues à ceux que nous attribuons à une auto-intoxication par la sécrétion interne de l'ovaire ?

Leber a, en effet, décrit une affection du nerf optique, qui se développe dans certaines familles, généralement quelque temps avant la puberté. *E. Berger* (chirurgie du sinus sphénoïdal, 1890, p. 20) admet qu'une anomalie de la croissance du corps du sphénoïde (qui selon *Tillaux* ne se termine que vers cet âge) pourrait provoquer une compression du nerf optique dans son parcours à travers le canal optique (limitrophe du sinus sphénoïdal).

Groenouw (20, p. 454), accepte la théorie de *Berger*, mais seulement pour le cas, où l'atrophie optique débute avec un rétrécissement concentrique, ou en forme de secteur du champ visuel. Dans le cas, où cette atrophie se présente avec un scotome central pour couleurs, elle rappelle, en effet, le phénomène analogue dans les amblyopies toxiques, et l'on pourrait ici peut-être admettre, chez les hommes, une auto-intoxication par la sécrétion interne des testicules. Il serait téméraire d'affirmer également que les symptômes généraux, constatés dans l'atrophie héréditaire de nerfs optiques, sont dus à cette auto-intoxication. Voici les symptômes généraux : maux de tête, migraines, vertige, battements de cœur, rarement accès épileptiformes, etc.

Dans tout ce qui précède, nous avons envisagé la menstruation, telle que nous la concevons à l'état normal ; notre manière de voir peut s'appliquer aux phénomènes morbides, que l'on observe au moment de la puberté et de la ménopause.

Dans la puberté, la sécrétion interne de l'ovaire se produit au moment de la ponte, mais si l'hyperémie vaso-paralytique réflexe des organes génitaux ne peut se faire, en raison de l'insuffisance du développement utérin, on conçoit que, dans certains cas, les phénomènes d'auto-intoxication produisent des manifestations oculaires, que nous avons décrites, par suite du manque de décharge par l'utérus.

Le même phénomène survient, si l'hyperémie du tissu « érectile » de la matrice cesse subitement à la suite d'une émotion (suppression des règles), ou si elle ne peut se produire à cause d'un développement insuffisant (utérus infantile), ou d'une involution prématurée de la matrice, ou d'une affection dudit organe.

Enfin, à un certain âge (ménopause) l'ovulation,

continue, mais elle n'est plus accompagnée du flux menstruel, parce qu'une atrophie sénile de la matrice se produit, et le réseau vasculaire (tissu érectile) disparait.

Les phénomènes d'auto-intoxication, au moment de cette ménopause, se manifestent alors par des troubles vaso-moteurs, et une augmentation de la tension intra-vasculaire.

Naumann (92) constata en effet dans la ménopause, à l'aide du tonomètre de Gœrtner, une tension de 180 à 200 centimètres, une fois même 250 centimètres, en même temps que d'autres symptômes : bouffées de chaleur, troubles de la vue, etc.

VIII

INSUFFISANCE OVARIENNE, CASTRATION

Après avoir examiné le rôle de l'auto-intoxication
par la sécrétion interne de l'ovaire dans la pathogénie de certaines lésions oculaires, il nous semble
intéressant d'examiner les troubles oculaires, que
l'on observe dans l'insuffisance ovarienne.

A. — Chlorose

On a depuis longtemps essayé d'établir des relations entre la chlorose et l'insuffisance ovarienne.

Rappelons, à ce sujet; que *Charrin* (Leçons de
pathogénie appliquée, Paris, Masson 1897, p. 178-
190), *Spilmann*, ensuite *Etienne* et *Demange* (105)
avaient déjà attribué la chlorose à une auto-intoxication d'origine ovarienne. Les auteurs admettent
que la sécrétion interne de l'ovaire est peut-être
dévolue aux cellules à type glandulaire, constituant
le corps jaune et jouant un rôle important dans la
nutrition générale. S'il y a insuffisance ovarienne pendant le développement, la sécrétion de l'anti-toxine
ovarienne ne se faisant pas, il y aurait auto-intoxi-

cation spéciale, viciation de la nutrition générale, se manifestant par la chlorose.

Leclère et *Level*, qui ont constaté l'hypertoxicité du sérum des chlorotiques, appuient cette théorie.

Rob. Breuer et *von Seiller* (105 *a*) ont étudié l'influence des ovaires sur la composition du sang. Ils sont arrivés à cette conclusion que, chez les animaux d'un certain âge, le sang ne subit aucun changement à la suite de la castration, mais, chez les animaux jeunes, sa composition se modifie notablement; la quantité d'hémoglobine diminue de trente à cinquante pour cent, et le nombre des globules rouges descend jusqu'à trois millions par millimètre cube. Plus tard, le nombre d'érythrocythes augmente ainsi que le chiffre de l'hémoglobine, après l'ablation de l'utérus. Il semblerait qu'on puisse conclure de ces expériences, que l'insuffisance ovarienne joue un certain rôle dans le développement de la chlorose.

Voyons tout d'abord les troubles oculaires, que l'on observe chez les chlorotiques.

Paupières. — On trouve quelquefois, chez les chlorotiques, un œdème des paupières, généralement plus prononcé dans la matinée que le soir, alors que l'œdème des pieds est plus accentué dans la soirée. On ne rencontre pas de traces d'albumine dans les urines. On attribue cet œdème à une altération des parois vasculaires (dégénérescence graisseuse) et à la faiblesse de la circulation (*Groenouw*, 20, p. 290).

Conjonctive. — Les cliniciens connaissent très bien la pâleur de la conjonctive et de la gencive.

Nous avons cependant, comme d'ailleurs d'autres auteurs, maintes fois constaté, dans un grand nombre des cas, une certaine hyperémie de la conjonctive, due à une légère conjonctivite.

Nous attribuerons cette dernière à une auto-intoxication menstruelle. Cette conjonctivite s'améliore en même temps que l'état général.

Sclérotique. — On a voulu expliquer certains cas de sclérite par la chlorose, mais les expériences cliniques n'ont pas donné de preuves assez concluantes.

Muscles intrinsèques de l'œil. — Rien d'anormal du côté de la pupille. Souvent on constate, dans la chlorose, une diminution de l'amplitude de l'accommodation que l'on explique par une nutrition insuffisante du muscle de l'accommodation.

Tractus uvéal. — Le rapport de la chlorose avec l'iritis séreuse et la choroïdite n'est pas encore démontré; il semble très vraisemblable pour certains cas d'hémorragies dans le corps vitré.

Nerf optique. Rétine. — On observe fréquemment, dans la chlorose, des symptômes de neurasthénie névroptique : une fatigue très rapide de la rétine, une prédisposition aux scotomes scintillants, quelquefois même des obscurcissements passagers de la vue, qui sont dus, dans certains cas, à des troubles de la circulation.

V. Noorden (106) a publié un cas, où, chez une

jeune fille de dix-huit ans, les efforts de défécation suffisaient à provoquer des accès d'amaurose d'une durée de quatre à six heures.

On observe parfois, chez les chlorotiques, un rétrécissement concentrique du champ visuel, probablement dû à une hystérie concomitante ; à l'ophtalmoscope, on constate, très fréquemment, une pâleur du fond de l'œil et de la papille optique (*E. Jaeger*, 106 *a*) ; cette dernière présente cependant, dans certains cas, une légère rougeur. Les vaisseaux rétiniens contiennent un sang plus pâle qu'à l'ordinaire.

Schmall (107) a trouvé, chez 20 p. 100 des chlorotiques, les vaisseaux rétiniens normaux; dans 80 p. 100 il a noté la couleur pâle du sang des vaisseaux, ou du rétrécissement de leur calibre ou bien les deux altérations simultanément; quelquefois cependant les artères sont très fortement tortueuses, et les veines dilatées (2 ou 3 fois plus larges que les artères).

V. Noorden, au contraire, trouve le fond de l'œil normal dans la moitié des cas.

Quelquefois, il y a dans la rétine un pouls artériel (5 fois sur 22 cas de *v. Noorden*), *Ræhlmann* lui attribue une certaine importance clinique : Les chlorotiques sans pouls artériel seraient atteints d'une adynamie progressive, leur peau serait très pâle, elles n'auraient que peu de graisse, la quantité d'hémoglobine ne serait que peu altérée ; dans un deuxième groupe, il y aurait hydrémie avec une grande diminution de la diminution de la quantité d'hémoglobine ; couleur de la peau : jaune cire, graisse bien développée, pouls artériel dans la rétine très prononcé.

Sucker (119) soutient l'hypothèse que le pouls artériel de la rétine s'observe seulement dans les cas graves de chlorose.

Schmall attribue le pouls artériel de la rétine à la durée très courte des contractions cardiaques. *Rachlmann* à l'hydrémie ; *Thoma* (109), à une élasticité plus grande des parois vasculaires.

On a observé, dans un certain nombre de cas, des hémorragies dans la rétine, qui peuvent survenir seules (*Elschnig*, 110), ou bien accompagner une névrite optique ou neuro-rétinite (*Wescott et Pusey*, 112) ; dans un fait (*Ballaban*, 112 *a*) existait une thrombose de l'artère centrale de la rétine.

L'affection du nerf optique est généralement unilatérale. On observe, à l'ophtalmoscope, une légère rougeur de la papille optique et des altérations plus accentuées d'une papillite très prononcée, avec toutes les formes intermédiaires entre ces deux états(*Bannister*, 113, *Oliver*, 114, *Schmidt*, 115, *Uhthoff*, 116, *Mackenzie*, 116 *a*).

Quelquefois il y a des plaques blanchâtres étoilées dans la région de la macula, qui rappellent l'aspect de la rétinite albuminurique (*Knies*, 12, p. 151); il faut, bien entendu, faire abstraction des cas de chlorose, où cette altération résultait d'une affection rénale ou cérébrale (*Riegel* 117).

Les troubles de la vue, dus à ces dernières altérations sont très variés.

Elles occasionnent une amblyopie, très rarement de l'amaurose (*Litten et Hirschberg*, 117 *a*). Le pro-

nostic est néanmoins presque toujours favorable
pour la vue, qui se rétablit complètement ou ne
n'abaisse que très peu. On connaît cependant quelques exceptions : Il resta dans le cas de *Lillen et
Hirschberg* un scotome central; dans le cas de
Neumann (118) une décoloration de la papille optique et, dans le cas de *Gowers* (119), une atrophie
optique entrainant la cécité, la malade ne pouvait
distinguer que les variations de clarté. Quelquefois,
la névrite optique ou la neuro-rétinite étaient accompagnées de symptômes cérébraux, maux de tête,
vertiges, nausées, paralysie unilatérale de l'oculomoteur externe (*Neumann* 118, *Dieballa* 120,
Hugh 121, *Hawthorne* 122), ou d'une parésie du
bras droit (*Bannister* 113).

Dans quelques observations, il s'agit d'une thrombose intra-cranienne, qui peut simuler une tumeur
cérébrale et provoquer une stase papillaire double
(*Hawthorne*).

Dans le cas de *Engelhardt* (123), existaient, en
dehors de cette stase papillaire bilatérale, des vertiges, maux de tête, crampes, de l'hémianesthésie et
de l'hémiplégie. L'autopsie prouva qu'il n'y avait pas
trace d'une tumeur cérébrale ; tous ces symptômes
relevaient de la chlorose.

Bannister et *Uhthoff* expliquent la névrite optique
et les symptômes concomitants par une auto-intoxication; on peut incontestablement interpréter ainsi
le scotome central, observé dans le cas de *Lillen* et
Hirschberg.

L'auto-intoxication dans la chlorose est probablement un phénomène très complexe. La diminution de la quantité de l'hémoglobine explique la diminution des échanges et la stase dans l'économie de produits toxiques, dont le corps ne peut pas se débarrasser.

Il est possible que l'insuffisance ovarienne (cause de la chlorose) occasionne une augmentation de l'activité du corps thyroïde, tandis qu'à l'état normal les sécrétions de ces deux glandes se contre-balancent.

On pourrait expliquer, de cette façon, maints symptômes généraux de la chlorose et de la névrite optique. On observe, en effet, dans la chlorose une excitabilité cardiaque, la tachycardite, l'émotivité, des tremblements par accès ou continus. *Hayem* note la fréquence de l'hypertrophie du corps thyroïde dans la chlorose. Cet auteur admet même un certain rapport entre cette affection et le goitre exophtalmique.

A notre avis, l'insuffisance ovarienne, avec augmentation de l'activité du corps thyroïde, provoque des symptômes analogues à ceux que l'on observe dans l'hypertrophie des corps thyroïdes (goitre basedofié, *P. Marie*), sans qu'il s'agisse d'une véritable maladie de Basedow.

A propos de notre hypothèse, pour expliquer la névrite optique dans la chlorose (par insuffisance ovarienne et hyperthyroïdisation consécutive), il est intéressant de noter que *H. Coppez* (124) à la suite d'une médication très forte par l'extrait de la glande thyroïdienne, a observé le développement d'une névrite optique.

Le rôle réciproque des différentes glandes à sécrétions internes reste d'ailleurs encore à étudier.

Mentionnons, comme fait très intéressant, l'insuffisance simultanée de plusieurs glandes (ovaire, corps thyroïde, capsules surrénales) observée par *Meige* et *Feindel* (125), sous l'aspect clinique d'infantilisme myxœmateux avec maladie de *Recklinghausen*.

Muscles extrinsèques de l'œil. — Nous avons déjà décrit les quelques cas de paralysie du muscle droit externe, que l'on a notée dans certaines observations de névrite optique, au cours de la chlorose. Nous avons relevé, parfois, dans la chlorose, une faiblesse de la convergence, qui simulait une insuffisance des muscles droits internes et nécessitait l'emploi de verres prismatiques pour la lecture et la couture. Un traitement ferrugineux fait cependant disparaitre ces symptômes, et les malades peuvent ensuite travailler, sans éprouver aucune fatigue.

L'opothérapie de la chlorose a maintes fois donné des résultats favorables (*Muret, Spillmann* et *Etienne, Jayle* (125 *a*), *Jacobs*, etc.). Les cas heureux semblent confirmer la théorie de l'origine ovarienne de la chlorose. Nous n'avons pu trouver, dans les auteurs, d'observations de troubles oculaires chlorotiques traités par l'opothérapie.

Il y a là une application intéressante à tenter et nous emploierions volontiers des tablettes de lutéine proposées par *Fraenkel* ou les cachets d'ovarine à 0,30 centigrammes par cachet, proposés par *Jayle*; on donnerait deux à quatre cachets par jour, en général deux.

B. — Maladie de Dercum

Le remarquable travail de *Sicard* et *Roussy* (126) a établi la pathogénie ovarienne du syndrome connu sous le nom de maladie de Dercum, caractérisé par la tétrade : adipose localisée, asthénie, troubles moteurs et douleurs.

Nous avons eu l'occasion d'observer un cas, le seul où cette affection fut accompagnée de troubles oculaires. Ce cas présente maintes autres particularités intéressantes ; le voici :

OBSERVATION. 2223. — Mme T..., trente-six ans, de taille moyenne, grasse.

a. h. père mort d'une congestion pulmonaire.
Mère bien portante. Ses parents avaient eu :
Six enfants, dont deux fils et une fille atteints d'une atrophie musculaire progressive.

a. p. enfant, a été atteinte de fièvre typhoïde, de rougeole, de scarlatine ; réglée à quinze ans ; mariée à dix-sept ans ; a eu cinq enfants et trois fausses couches.
Sur ces cinq enfants, deux morts : un d'une méningite, un d'une cause inconnue, un enfant a contracté la syphilis par la nourrice.
Il y a quatre ans et demi, elle ressentit de grandes douleurs dans les jambes, avec difficulté dans la marche, par faiblesse et œdème des pieds ; plusieurs sommités médicales de Rome, consultées, déclarèrent qu'il s'agissait d'une névrose, et conseillèrent des douches et du massage.
Un chirurgien et un gynécologiste trouvèrent l'origine de cette névrose dans les organes génitaux et pratiquèrent, au dire de la malade qui est très affirmative, une extirpation des ovaires.
En janvier 1903, elle éprouve une grande émotion par la mort de son père, les règles cessèrent et depuis lors s'établit un état nerveux qui, malgré la réapparition très

irrégulière des époques menstruelles, quelquefois deux fois par mois, s'accentue de plus en plus : faiblesse dans les jambes, amaigrissement (a perdu 10 kilos de poids).

Chez elle, se développèrent ensuite, des tumeurs dans les deux régions poplitéennes, tumeurs qui, pendant chaque menstruation devenaient douloureuses et augmentaient de volume. Ces tumeurs diminuaient après la menstruation, mais subissaient cependant peu à peu une croissance progressive.

L'examen local prouve l'existence dans les deux régions poplitéennes, de tumeurs symétriques, présentant les caractères nets de lipomes de la grosseur de petites mandarines.

L'examen des yeux pratiqué le 31, VII, 03 montre ceci :

Symptômes subjectifs : la malade voit mal, la lecture la fatigue; aussitôt qu'elle tourne les yeux, elle perçoit des ronds et des fils qui tournent : Elle a quelquefois des accès de migraine ophtalmiques ; de temps en temps ses paupières sont gonflées.

V. *o. d.* = 20/100.

V. *o. g.* = 20/70 avec cyl. — 1,20 d. axe horizontal 20/40.

o. d. léger strabisme convergent. Conjonctive tarsale et bulbaire aux deux yeux, atteinte d'une anesthésie partielle. Le champ visuel, aux deux yeux, présente du rétrécissement concentrique, et pour le blanc et pour les couleurs, entre-croisement des limites des couleurs.

A l'ophtalmoscope : rien d'anormal.

Revue le 16, XI, 03 ; la vue s'est améliorée.

o. d. 20/50.

o. g. 20/40.

Elle a quelquefois des accès de xanthopsie, elle a vu tout en jaune, surtout au moment des époques menstruelles, si elle a perdu beaucoup de sang. Quelquefois sa période dure 15 jours.

L'examen gynécologique montre que l'utérus est mobile en légère antéversion : on ne sent pas les ovaires, les culs-de-sac sont libres. Pas de traces de l'intervention ancienne.

Cette observation est intéressante, à plusieurs points de vue. La malade affirme encore sa menstruation, malgré l'ablation des ovaires. Mais il est difficile d'établir s'il s'agissait d'une menstruation ou bien d'hémorragies utérines dues à une autre cause. A-t-elle un de ces ovaires surnuméraires signalés par *Waldeyer*, bien étudiés par *Puech, de Sinély* et *Bigel, Sippel, Thumim, Winckel. Falk, Engstræm*, etc., ovaires que l'on rencontre dans les 3, 5 p. 100 des cas, et qui permettent d'expliquer la persistance des règles après l'ovariotomie ?

S'agit-il d'un de ces cas cités dans la littérature et fréquents, avant l'emploi du plan incliné, cas dans lesquels, on croyait enlever des ovaires que la malade conservait précieusement ? C'est peu vraisemblable, en raison des progrès de la technique moderne. Peu importe, après tout. L'intérêt de l'observation, dans notre cas, réside dans le caractère très net de *troubles oculaires hystériques*. On pourrait ainsi corroborer la thèse de *Strübing* (127), que l'adiposité douloureuse symétrique a une certaine analogie avec l'œdème blanc et l'œdème bleu de *Charcot*, attribué par ce dernier auteur à des troubles vasomoteurs hystériques. Nous renvoyons, pour tout ce qui concerne la physiologie pathologique de la maladie de *Dercum*, au travail de *Cheinesse* (128) où cette question est bien traitée. Il y a encore un autre point intéressant dans notre observation. C'est l'apparition des tumeurs symétriques, après une cessation des règles. *Feré* (129) avait déjà attiré l'attention sur le rôle de la ménopause, dans la maladie de *Dercum*, et *Köllnitz* (130) a publié un cas, où une femme, après avoir accouché, à l'âge de vingt-six ans, vit s'arrêter défínitivement sa menstruation, laquelle fut remplacée par des crises douloureuses et l'apparition de nodosités aux bras, membres inférieurs et tronc, nodosités qui, à chaque nouvel accès, devenaient plus grosses et plus nombreuses.

Tous ces faits semblent démontrer les rapports des troubles divers, que l'on observe dans la maladie de *Dercum*, avec les troubles fonctionnels des organes génitaux de la femme et particulièrement de l'ovaire.

C. — Castration

Jayle (130 *a*) traitant dans un travail remarquable les phénomènes consécutifs de la castration, cite « l'affaiblissement de la vision, qui paraît une coïncidence rare ».

Collins (130 *b*) observa à la suite d'une opération de *Porro* une cécité subite qui, d'ailleurs, disparut après quelques jours.

Berger (131) rapporte le cas suivant :

Mme T..., trente-quatre ans, s'est présentée le 17 juin 1896. Petite taille, apparence de bonne santé.

Antécédents héréditaires et personnels : sans importance. Mariée à vingt et un ans, elle a eu quatre enfants. Trois sont bien portants, un est mort très jeune. Son dernier accouchement fut suivi d'une métrite chronique et de troubles nerveux, reconnus de nature hystérique, qui s'aggravent de plus en plus. Un gynécologue éminent, consulté par la malade, lui conseilla l'hystérectomie comme devant la débarrasser de ses souffrances locales et de ses troubles nerveux. Cette opération fut pratiquée en 1889.

Avant de la subir, notre malade, très fortement myope depuis son enfance, consulta un oculiste pour le choix des lunettes; nous trouvons sur l'ordonnance de ce dernier, indiquée : pour voir loin, — 13 dioptries.

Après l'opération (on a enlevé la matrice avec les

annexes), là malade rentra chez elle, mais elle constata bientôt que les lunettes choisies ne remplissaient pas leur but. Elle accusa l'oculiste d'avoir fait un choix inexact occasionnant un abaissement de la vue, et alla consulter des spécialistes d'autres villes françaises et suisses ; ils se décidèrent à augmenter la force des verres correcteurs. Ainsi, en 1893, on lui prescrivit pour l'œil droit — 13 D., pour l'œil gauche — 14 D. ; en 1894, œil droit — 15 D. ; œil gauche — 14 D., en 1895, son acuité visuelle était avec — 16 D. aux deux yeux 1/2. En 1896, œil droit — 17 D., V = 1/2, œil gauche — 17 D., V = 1/3. On voit donc que c'est l'œil gauche dont la vue baissait. Aucun symptôme de complication choroïdienne ne fut cependant constaté dans le cours de ces examens divers.

La malade nous répéta ce qu'elle avait dit aux spécialistes antérieurement consultés : le choix des lunettes, fait en 1889, était la cause de tout son mal ; depuis lors, non seulement sa vue aurait baissé, mais elle éprouvait des souffrances qu'elle ne connaissait pas auparavant : de la lourdeur dans les paupières, survenant surtout dans la soirée ; la lumière la gênait ; enfin, elle nous retraça les symptômes classiques de la kopiopie hystérique. L'effet de l'opération sur son état nerveux avait été, en effet, nul ; elle était devenue plutôt plus nerveuse qu'autrefois.

L'examen du champ visuel révéla les symptômes caractéristiques de l'hystérie : rétrécissement concentrique, plus prononcé du côté gauche, dont l'acuité était plus faible que du côté droit, les limites du rouge dépassent celle du bleu. A l'ophtalmoscope, rien d'anormal, sauf un staphylome postérieur.

Dans ce cas, l'opération pratiquée en 1889, dans le but de guérir l'état nerveux de la malade, n'avait pas produit le résultat désiré, mais au contraire, l'avait aggravé, la simple coïncidence de l'époque de l'opération et du choix des lunettes lui avait fait attribuer la cause aux troubles oculaires qui étaient survenus. M. Liebreich, auquel nous avons présenté cette malade, a confirmé pleinement notre manière de voir.

Un autre cas de troubles oculaires survenus après la castration fut observé par *Caudron* et *Duboys de Lavigerie* (132).

Ces auteurs ont présenté, à la société d'ophtalmologie de Paris, une malade atteinte de névrite optique double avec stase papillaire, survenue dix-huit mois après l'ablation de l'utérus et de ses annexes, pour fibrome. L'affection oculaire, qui s'accompagne de troubles nerveux variés, présenta chaque mois des exacerbations périodiques.

Enfin, dans un cas, observé par *Culbertson* (133), il s'agit d'une atrophie optique accompagnée de troubles auditifs, survenue chez une femme de quarante et un ans, après l'extirpation d'une tumeur des ovaires, qui s'est développée depuis six ans.

Il y a donc quatre observations de nature très différente. Dans notre cas, une hystérectomie totale fut pratiquée, dans le but de guérir la malade de l'hystérie dont elle était atteinte ; l'opération n'amena pas la guérison, mais, au contraire, aggrava encore le mal en provoquant une amblyopie et une kopiopie hystériques.

Il nous semble inutile d'insister ici sur l'illusion, à laquelle on s'adonne encore en admettant qu'une opération pratiquée sur les organes génitaux, chez la femme peut la guérir de son hystérie, alors qu'au contraire la grossesse exerce parfois une influence favorable.

L'amaurose transitoire dans le cas de *Collins* était probablement aussi d'origine hystérique.

Dans le cas de *Caudron* et *Duboys de Lavigerie*, il n'est pas prouvé que l'affection oculaire (névrite optique) qui s'est développée seulement dix-huit mois après la castration, fut en rapport avec cette opération. Les aggravations menstruelles laissent supposer que, dans ce cas, les ovaires n'étaient pas complètement enlevés, peut-être existait-il un ovaire surnuméraire.

Enfin, l'atrophie optique et la castration dans le cas de *Culbertson* sont de simples coïncidences. La pratique de la castration, chez les animaux, a depuis fort longtemps prouvé ce que nous savons par des nombreuses études chez des femmes ovariotomisées ; cette opération n'a aucune influence sur la vision.

Notons encore un cas observé par nous, où l'extirpation des ovaires fut suivie de l'apparition d'une asthénopie accommodative, avec des troubles légers de la vue. Le phénomène est probablement dû à l'aggravation des troubles nerveux antérieurs due à l'opération.

OBSERVATION 1200. — Mme G..., trente-cinq ans. Il y a quatre ans, on pratiqua, sur elle, une *extirpation des ovaires*; depuis lors, asthénopie accommodative. V. *o. d.* = 20/30, légère myopie, elle est forcée de se servir du verre convexe + 0,75 dioptrie, par la vision rapprochée.

L'*o. g.* est atteint de strabisme divergent dû à un staphylome cornéen.

IX

AFFECTIONS DES ORGANES GÉNITAUX

Les affections des organes génitaux peuvent occasionner des troubles oculaires par des causes très différentes :

1° par la dysménorrhée (surtout dans les affections de la matrice et des ovaires), et nous en avons déjà parlé ;

2° Par voie réflexe ; les nombreux réseaux nerveux des organes génitaux transmettant l'irritation, par la voie des plexus sympathiques et de la moelle épinière vers le système nerveux central ;

3° Nous observons, du côté de l'organe visuel surtout, l'asthénopie névroptique ou l'asthénopie accommodative ; en effet, les lésions des organes génitaux sont très fréquemment causes d'affections nerveuses et particulièrement de l'hystérie ;

4° Les affections des organes génitaux ou les opérations pratiquées sur ces organes peuvent occasionner une affection septique du globe oculaire ;

5° Enfin, on observe quelquefois des hémorragies (méno ou métrorragies) très abondantes, qui peuvent déterminer des troubles oculaires.

Nous verrons dans deux chapitres ultérieurs ces

E. BERGER et Robert LOEWY.

deux dernières formes de troubles oculaires et nous étudierons maintenant surtout les troubles oculaires réflexes, d'origine génitale, prenant leur point de départ dans ces différentes parties de l'arbre génital.

A. — VULVE

Les conséquences de la masturbation pour l'organe visuel ont été généralement très exagérées par les auteurs anciens. Pour nous, les troubles oculaires sont sous la dépendance de l'hystérie et de la neurasthénie, engendrées occasionnellement par les excès vénériens.

On observe parfois un blépharospasme, crampe, soit clonique, soit tonique, des fibres de l'orbiculaire palpébral ; il est uni ou bilatéral et, dans ce dernier cas, plus développé d'un côté que de l'autre. Il s'agit probablement, dans quelques cas, d'un symptôme d'hystérie.

On observe quelquefois des conjonctivites très tenaces, soit des conjonctivites catarrhales, soit des conjonctivites granuleuse ou trachomateuse, qui guérissent très difficilement ; quelquefois il s'agit seulement d'une hyperémie de la conjonctive.

Nous avons observé, quelquefois, le même phénomène chez des femmes atteintes de métrites et nous croyons qu'il s'agit d'une hyperémie réflexe ayant son origine dans une excitation des nerfs des organes génitaux. On trouve, dans la littérature, des cas de cette « conjonctivite, attribués à la masturbation » par *Foerster* (3), *Landesberg* (134) et *H. Cohn* (135).

On constate le phénomène aussi chez des jeunes garçons : il est quelquefois accompagné d'une pharyngite chronique.

On note quelquefois chez les malades (cas de masturbation), de l'hyperesthénie rétinienne, une sensation d'éblouisssement par des objets éclairés ou remuants (photopsie), des petits corpuscules étincelants, qui se meuvent dans le champ visuel, de la myodesopsie (mouches volantes), de l'impossibilité de continuer longtemps la lecture, sans que l'examen du fond de l'œil permette de reconnaître trace de la moindre lésion. Quelquefois, il y a aussi des phénomènes d'asthénopie musculaire ou de photophobie (*Newall*, 136, *Fower*, 137).

Mooren (18, p. 14) décrit deux cas de troubles oculaires, dus à une asthénopie accommodative, qu'il attribue à la masturbation :

Chez une jeune fille de vingt-quatre ans, possédant un clitoris très long et des petites lèvres très développées, *Mooren* recommanda l'amputation du clitoris, en admettant qu'il était le point de départ de troubles oculaires réflexes. Chez une autre malade, l'hyperesthésie rétinienne était si accentuée que la malade ne pouvait pas supporter le reflet de l'œil d'une autre personne; il existait également une parésie de l'accommodation, quelquefois des accès de micropsie ; pour nous, ce dernier phénomène démontre nettement qu'il s'agissait d'un cas d'hystérie.

Nuël (138) décrit un cas d'hyperesthésie rétinienne très accentuée, accompagnée de cardialgie, de bourdonnements d'oreilles et de douleurs dans les seins, qui guérit seulement lorsque la malade, une jeune fille de vingt-trois ans, eut abandonné ses pratiques continuelles de masturbation.

Glascott (139) donne deux observations d'amblyopie due à la masturbation.

Hutchinson (140) a observé, chez des jeunes mariées, une cécité transitoire survenue après des excès vénériens. Dans tous ces cas, il s'agissait incontestablement d'hystérie.

Nous croyons devoir admettre la même cause pour expliquer un cas observé par *Mavel* (141) : chez une jeune fille qui présentait une chute (blépharospasme) de la paupière supérieure à la suite de masturbation répétée. L'abandon de cette pratique amena la guérison du blépharospasme.

On observe, quelquefois, à la suite du coït, l'apparition d'hémorragies rétiniennes (*Knies*, 12). *Grœnouw* (20, p. 152) décrit un cas très curieux de troubles oculaires, qui se développaient chez une jeune femme de vingt-cinq ans au moment du coït. Il y avait un scotome hémianopique aux deux yeux qui, peu à peu, s'agrandissait et formait une hémianopie homonyme gauche. Quelques jours après, mort avec symptômes de méningite. Un abcès dans le lobe occipital droit, dû probablement à un traumatisme ancien (un an avant la mort), s'était ouvert vers les méninges et avait occasionné la méningite.

B. — VAGIN

Mooren (18) a vu des cas, où des troubles oculaires, (asthénopie névroptique), accompagnaient les phénomènes d'une névrose du nerf honteux externe (?) ou le prurit du vagin.

Mooren cite un cas, où chaque introduction du spéculum dans le vagin produisit des troubles oculaires.

Gorgeon (142) a observé des troubles oculaires dus au vaginisme.

La malade souffrait, surtout dans la soirée, de larmoiement, de douleurs névralgiques dans les yeux et d'asthénopie névroptique ; les conjonctives et les bords des paupières étaient injectés. Le matin, elle se plaignait surtout d'une lourdeur des paupières. Le traitement du vaginisme amena, en même temps, une amélioration des symptômes oculaires.

Mooren décrit un cas, où des éruptions d'acné de la vulve se propageaient, chez une femme d'une trentaine d'années, provoquant une démangeaison intolérable, accompagnée de troubles oculaires (asthénopie névroptique).

Les traitements interne (solution de Fowler) et local : suppositoire de morphine et bains de siège d'eau tiède, ensuite de solution phéniquée faible, amenèrent une amélioration de l'affection et, en même temps, une amélioration de la vue ; la malade put, pendant des heures, suivre ses lectures.

C. — UTÉRUS.

Dans un certain nombre de cas d'affections utérines, il se développe des troubles réflexes de l'organe visuel, qu'il faut expliquer par une excitation directe des nerfs si nombreux dans cet organe, due à une lésion : endométrite superficielle, ulcération du col, ou affection du parenchyme.

Érosion de l'épithélium. Ulcérations du col et endométrite. — On observe quelquefois, comme troubles réflexes oculaires, l'asthénopie névroptique ou asthénopie accommodative.

OBSERVATION 1026. — Mme K..., trente-cinq ans, grande, forte, *métrite du col.* Emmétropie, ne peut lire qu'avec des verres convexes, à cause d'une faiblesse du muscle de l'accommodation.

Amélioration par le traitement de la métrite.

OBSERVATION 598. — *Asthénopie accommodative.* — Mme H..., trente ans, américaine, taille moyenne, de bonne santé apparente; a depuis l'accouchement de son deuxième enfant, de la *métrite du col*, des flueurs blanches et de la faiblesse de la vue, *asthénopie* musculaire des plus accentuées avec sentiment de picotement dans les yeux. V. *o. d.* avec concave 6 D. = 20/30 V. *o. g.* avec concave 5 D. = 20/30. Champs visuels légèrement rétrécis. Traitement local du Pr Hegar (Fribourg), traitement des yeux par le Dr Grüning (New-York), et par le Pr A. Graefe (Halle) sans résultats. La lecture prolongée lui est absolument impossible et la conjonctivite ne guérit pas.

Voici un cas de *Georgeon* (142, p. 35) : Une femme de vingt-quatre ans eut, après un avortement, de l'asthénopie, qui ne s'améliora pas par l'usage de verres convexes. Le traitement local des ulcérations du col, amena une amélioration des troubles oculaires.

Vedelers (143) a prouvé que la sténose de l'orifice de la matrice est souvent due à une affection de la muqueuse de l'utérus, et cela nous explique l'augmentation des phénomènes d'asthénopie névroptique, que l'on observe au moment des règles, lorsqu'il y a sténose de l'orifice.

En effet, *Mooren* a vu une mydriase, uni ou bilatérale, se manifester dans une pareille circonstance, et *Mooren* supposa que l'établissement d'une mydriase unilatérale indique que l'œil du côté de la mydriase, est menacé d'une atrophie optique ou d'un décollement rétinien. Cette thèse de *Mooren* qui, d'ailleurs, n'est basée que sur une seule observation, où l'atrophie optique et un décollement rétinien partiel se développèrent du côté de la mydriase, ne nous semble pas fondée.

Il est encore intéressant de noter que les malades atteintes de végétations papillomateuses autour de l'orifice, sont fréquemment atteintes d'une asthénopie névroptique, qui ne s'améliore qu'après un traitement approprié de l'affection locale.

Mooren publie un cas dans lequel l'hyperesthésie rétinienne, la rapidité de fatigue de la vue, l'hyperesthésie de la peau, qui ne permettait pas à la malade de supporter une monture de lunettes, étaient dues à la présence d'une végétation polypeuse du col utérin. L'extirpation fut proposée, mais refusée par la malade.

Des cautérisations répétées du col avec du sulfate de cuivre et le traitement interne (bromure de potassium, lupuline) amenèrent, chez cette malade, une grande amélioration.

Métrite. — Nous avons observé, dans un certain nombre de cas, une asthénopie névroptique ou accommodative et une conjonctivite très rebelle dans les cas de métrite. Nous avons dû prescrire pour le travail de près, des verres plus forts, que l'on n'en prescrit généralement au même âge; en outre, il existait quelquefois une diminution de l'acuité visuelle, sans qu'on pût déceler ni hystérie, ni une anomalie de la réfraction.

Voici trois observations personnelles de ce genre de faits :

OBSERVATION 1344. —Mme B..., trente-deux ans, métrite chronique. Emmétropie; ne peut lire ou coudre qu'avec des verres convexes (+ 0,75 D.). Conjonctivite chronique, très tenace, *asthénopie accommodative*.

OBSERVATION 742. — Mlle M..., trente-quatre ans *métrite chronique*.
V. o. d. = 20/40, avec + 2 dioptries = 20/30.
V. o. g. = 20/50, avec + 2 dioptries = 20/30.
Asthénopie nécroptique et accommodative; elle est forcée de se servir d'un verre convexe assez fort (+ 2, 5 D.) pour la vision rapprochée; conjonctivite chronique et blépharadénite.

OBSERVATION 288. — Mme C..., quarante et un ans, grande taille, apparence de bonne santé. *Métrite chronique* depuis dix ans, *asthénopie accommodative*. Elle est forcée de se servir de verres plus forts que ceux que l'on emploie pour la presbytie de son âge + 2 D. (presque emmétropie). Conjonctivite chronique et blépharadénite tenaces.

Les lésions étaient très tenaces, ce que nous n'avons qu'exceptionnellement observé dans les cas ordinaires ; nous appelons l'attention sur la coïncidence de la métrite dans ces cas rebelles.

Voici maintenant une observation personnelle; où les mêmes troubles existaient, en même temps que des symptômes d'hystérie.

OBSERVATION 996. — Mme L..., trente-cinq ans, *métrite chronique*, ovarialgie droite ; opérée étant enfant (incision des conduits lacrymaux) par le Dr Tachau (au Caire) ; *hystérie*, rétrécissement des champs visuels, anesthésie de la conjonctive du bulbe et du tarse inférieur gauche. Asthénopie névroptique et accommodative. Conjonctivite chronique et blépharadénite des plus rebelles.

Les troubles oculaires réflexes, dans la métrite, sont dus probablement à l'excitation des nerfs, par la pression qu'exerce sur eux la matrice augmentée de volume, ces troubles sont plus manifestes dans les anomalies de situation (flexion ou version, descente), car il existe alors en même temps un tiraillement des nerfs péri-utérins.

Nuël (138, p. 700) en publie un cas très intéressant : une femme de trente-cinq ans, depuis plusieurs années très affaiblie, présente, depuis quelques mois, des troubles de la vue ; l'œil droit est amaurotique ; l'œil gauche compte les doigts à $2^{mm},1/2$, champ visuel fortement rétréci, achromatopsie. Il y a prolapsus de la matrice, le col sort par la vulve et présente des ulcérations. Remise en place de la matrice et application d'un pessaire. Huit jours après, grande amélioration ; l'œil gauche compte des doigts à 5 mètres et, un mois après, V = 18/20 ; l'œil droit compte les doigts à 30 centimètres.

Mooren (18) publie deux cas, où la remise en place d'un utérus prolabé amena une amélioration de la vue. Dans un cas, existait un spasme du muscle de l'accommodation qui rendait toute occupation impossible. La descente de la matrice était survenue à la suite d'une rupture du périnée. Dans un deuxième cas (18, p. 272), la malade put facilement ouvrir les yeux (cessation d'un blépharospasme), dès que l'utérus fut remis en position normale.

Peut-être s'agit-il, dans ces deux cas, d'hystérie.

Nous avons également observé une asthénopie névroptique et accommodative avec une conjonctivite des plus tenaces dans un cas de prolapsus utérin.

OBSERVATION 219. — Mme L....., quarante ans, petite et grêle. Emmétropie; nous fut adressée par le D^r Th. Klein en 1890 (mars).

Prolapsus utérin accentué, col à la vulve. *Asthénopie névroptique et accommodative*. La malade est forcée de se servir de verres convexes assez forts pour la vision rapprochée (+ 2 dioptries); elle est atteinte de conjonctivite très tenace, qui prend l'aspect d'un catarrhe hypertrophique pour lequel elle nous consulte à plusieurs reprises. Elle a des rechutes en 1897 et en 1902, elle est forcée de remplacer ses verres par des verres plus forts que ceux que l'on emploie pour la presbytie de son âge.

Ainsi en 1897, + 2,5 diopt ; en 1902 + 2,75 diopt. ; V. o. d. = 20/30 ; V. o. g. = 20/30.

Nous insistons sur ce fait que la malade fut obligée de porter des verres plus forts que ceux qui sont d'ordinaire utilisés à son âge.

Mooren (18, p. 50) a observé, chez une femme de soixante-huit ans, un myosis bilatéral qu'il attribue à un prolapsus utérin; il l'explique par une paralysie réflexe des fibres sympathiques, due à l'excitation des fibres nerveux entourant la matrice.

Antéflexion, rétroflexion, antéversion, rétroversion, fibromes. — *Mooren* (18, p. 41) dit avoir aussi observé une mydriase uni ou bilatérale dans des cas de rétroflexion, d'endométrites et de paramétrites.

Mannhardt (144) assure également avoir observé de la mydriase, accompagnée ou non d'une paralysie de l'accommodation comme symptôme réflexe, dans certaines affections de la matrice et particulièrement dans les fibromes.

Voici maintenant, pris au hasard parmi nos observations, quelques cas de troubles oculaires, constatés chez des malades présentant de l'antéflexion, de la rétroflexion utérines, accompagnées de métrite chronique et de fibromes utérins. Il ne nous semble pas qu'on puisse conclure que ces affections ont comme conséquence des troubles particuliers de la vue. Nous n'avons pas, comme les auteurs précédents, observé de mydriase uni ou bilatérale, ni de myosis.

OBSERVATION 266. — M^mo F..., quarante-trois ans, modiste, nous fut adressée par M. le Dr Thouvenaint avec le diagnostic : *antéflexion de l'utérus.* V. o. d. 20/20, affaiblissement du muscle de l'accommodation.

V. o. g. = compte des doigts à 4 mètres ; strabisme divergent dû à une taie de la cornée. Il y a un rétrécissement du champ visuel. Conjonctivite chronique très tenace, photophobie, asthénopie accommodative.

OBSERVATION 1169. — Mme W..., quarante-deux ans, de Cadix (Espagne), petite, robuste, dit avoir, après un refroidissement, été frappée d'un otite moyenne, d'une bronchite et d'un affaiblissement de la vue. *Métrite chronique avec rétroflexion* (diagnostic des Drs Binet et Coudray). *Asthénopie musculaire* qui nécessite un emploi de verres prismatiques combinés aux verres convexes déjà prescrits, il y a 4 ans, par le professeur Dufour de Lausanne, et que nous avons ordonnés plus forts. Hystérie, rétrécissement des champs visuels, surtout du côté droit. V. o. d. = 20/50 ; V. o. g. = 20,40.

OBSERVATION 2108. — Mme L. M..., cinquante ans, *fibrome utérin* ; œdème considérable des paupières, pas de traces d'albumine. Rétrécissement du champ visuel, surtout du côté gauche.

OBSERVATION 1002. — Mme R.. , trente-cinq ans, *fibrome utérin*. La vision n'est pas normale, ce qui s'explique par son astigmatisme, il y a un léger rétrécissement concentrique du champ visuel. Conjonctivite chronique très ancienne, qui s'aggrave pendant les époques.

Les affections de la matrice sont fréquemment accompagnées de maux de tête, de sensations douloureuses très diverses dans les yeux, quelquefois il y a de véritables névralgies oculaires ou orbitaires. *Grænouw* (20, p. 166) décrit un cas très intéressant d'une névralgie du trijumeau qu'il considère comme symptôme réflexe, dû à une rétroflexion de la matrice chez une personne de trente-cinq ans. Un replacement de l'utérus, qui fut maintenu par un pessaire, amena une cessation des douleurs névralgiques. Une guérison durable suivit l'hystéropexie.

Carcinome de l'utérus. — On ne connaît qu'un seul cas de troubles oculaires, survenus à la suite d'un carcinome de l'utérus.

Aldrich (145) rapporte le cas d'une femme de quarante-six ans, qui avait un carcinome de l'utérus et, par conséquent, de graves hémorragies. En faisant un effort pour aller à la selle, elle s'aperçut qu'elle avait un brouillard devant les yeux. L'examen ophtalmoscopique révéla une rétinite hémorragique, due à une thrombose de la veine centrale de la rétine, de cause non définie.

Le carcinome de la matrice peut également occasionner des métastases dans les muscles oculaires, comme *Elschnig* (146) en observa un cas.

D. — OVAIRE

Les affections de l'ovaire peuvent, de très différentes façons, occasionner des troubles oculaires :

1° Par la dysménorrhée, due aux affections de de l'ovaire (oophorite, péri-oophorite) ;

2° Par les différentes maladies, que l'insuffisance ovarienne peut occasionner;

3° Par une affection nerveuse (hystérie) qu'elles peuvent engendrer ou exacerber;

4° Par des troubles oculaires réflexes.

On connaît surtout, depuis *Charcot*, l'importance clinique de l'ovaire, dans la pathogénie de l'hystérie.

On trouve fréquemment, dans cette maladie, une sensation douloureuse de l'ovaire soit uni-, soit bilatérale. On peut, par la pression, la provoquer dans les cas où la douleur ovarique spontanée n'existe pas. Il y a, généralement, du côté de l'ovaire, une anesthésie ou une analgésie, des troubles visuels, anesthésie de la conjonctive ou de la cornée, des troubles auditifs, des troubles de l'odorat ou du goût.

Généralement, du côté de l'ovaire, existe un blépharospasme, un rétrécissement plus prononcé du champ visuel, une amblyopie plus prononcée et quelquefois un larmoiement par hypersécrétion lacrymale.

Les affections de l'ovaire peuvent occasionner les mêmes troubles nerveux oculaires (asthénopie névroptique et accommodative) que nous avons déjà décrits.

Ils sont exceptionnellement très prononcés, par exemple, dans deux cas de tumeur de l'ovaire, observés par *Schenkel* (147), où ces troubles se présentaient avec une certaine intensité, on les a décrits sous le nom de kopiopie hystérique.

Foerster cite le cas d'une femme atteinte d'un kyste de l'ovaire qui fut ponctionné ; cette ponction fut suivie d'un accès de glaucome. A notre avis, l'émotion a joué un certain rôle dans ce cas, où la prédisposition au glaucome existait fatalement.

Krohn (148) a publié un cas très intéressant de troubles oculaires, consécutifs au carcinome des ovaires.

Une femme de trente ans, atteinte de cette maladie aux deux ovaires, fut frappée de cécité ; à l'ophtalmoscope : stase papillaire double.

L'autopsie a prouvé qu'il y avait une métastase carcinomateuse, située en arrière des deux globes oculaires, dans les deux espaces intervaginaux du nerf optique.

Inversement, il est intéressant de noter que le gliome de la rétine peut donner lieu à des métastases dans les ovaires, comme cela fut observé par *Heymann* et *Fiedler* (149) et par *Rusconi* (150).

E. — Paramétrite

La paramétrite occasionne des troubles oculaires réflexes des plus accentués.

Foerster et *Freund* les ont attribués au tiraillement et à la compression par les exsudats des réseaux nerveux, très développés dans le pourtour de la matrice.

Les troubles oculaires ne peuvent s'améliorer que dans les cas où on réussit, par un traitement approprié, à provoquer la résorption des exsudats et à éviter, dans ces exsudats, le développement du tissu néoformé qui, devenant cicatriciel, exerce des tiraillements continuels sur les réseaux nerveux péri-utérins.

Les observations d'une amélioration des troubles oculaires, due à une amélioration d'une paramétrite sont d'ailleurs assez rares :

Barker (151) relate l'histoire d'une malade de trente-huit ans, atteinte d'une inflammation du tissu péri-utérin. Cette malade présente, du côté des yeux, une amblyopie avec migraines; les pupilles ont des mouvements continuels de contraction suivie de dilatation (hippus). Toute occupation était impossible, à cause de l'état des yeux.

La guérison de l'affection péri-utérine, qui dura quatre ans, et des troubles menstruels qu'elle occasionnait, amena une guérison des troubles oculaires.

Mooren (18) décrit le cas d'une femme de vingt-six ans, souffrant d'un exsudat dans le paramétrium droit; elle avait une hypéresthésie rétinienne (asthénopie névroptique) telle que, malgré une bonne acuité visuelle, il lui était impossible d'effectuer un travail prolongé.

On réussit, par un traitement approprié, à provoquer la résorption de l'exsudation paramétritique et les troubles oculaires s'améliorèrent.

La paramétrite chronique sclérosante (*Freund*) peut provoquer des troubles oculaires des plus tenaces, remarquablement bien décrits par *Foerster* (3, p. 89) sous le nom de kopiopie hystérique.

Les malades se plaignent de troubles oculaires qui ne sont que subjectifs, mais qui provoquent, chez elles, des souffrances insupportables, et pourtant l'examen de l'œil ne permet de découvrir aucune altération, ni larmoiement, ni blépharospasme, ni autres anomalies.

Et s'il existe de l'insuffisance des muscles droits internes, ou des anomalies de la réfraction, leur traitement par des verres appropriés ne donne généralement aucun résultat.

Les malades accusent une photophobie intense et des névralgies dans les différentes régions animées par le trijumeau. Elles éprouvent un picotement très violent ou une sensation de brûlure pénible dans les paupières, dans les conjontives, à la surface de l'œil ou de l'orbite. La douleur est plus accentuée à la lumière, plus encore à la lumière d'une lampe qu'à celle du soleil.

Quelquefois existe un sensation très pénible de sécheresse de l'œil, pour laquelle nous avons prescrit dans quelques cas l'instillation d'une solution physiologique de chlorure de sodium (0, 4 p. 100) dans le sac conjonctival.

L'hyperesthésie de la rétine est si grande, que la fixation d'objets étincelants, quelquefois le reflet de lunettes ou celui de l'œil d'autres personnes, devient insupportable.

Une malade, âgée de quarante-huit ans, que nous avons observée, ne pouvait pas supporter autour d'elle, certaines étoffes en velours qui fatiguaient ses yeux.

L'intensité de la photophobie et des sensations douloureuses dans les régions animées par le trijumeau est très variable, (quelquefois il y a une irradiation de la douleur oculaire vers le front, la joue, les dents; avec parfois hyperesthésie des nerfs auditifs et olfactifs). Dans certains cas, il y a une aggravation pendant les règles, après un essai de lecture, à la suite d'une émotion.

Des courants d'air peuvent augmenter les souffrances des sujets. Une malade de *Foerster* ne pouvait pas parler en face d'autres personnes, parce que l'haleine de l'interlocuteur, lui occasionnait une sensation pénible dans les yeux.

Ces phénomènes rendent impossibles la lecture ou même le séjour dans une chambre éclairée. Les malades préfèrent suivre la conversation d'une chambre voisine où elles restent en pleine obscurité.

Foerster ajoute que cette affection se rencontre surtout chez des femmes de vingt à quarante ans, jamais après soixante ans, rarement de quinze à vingt ans.

Bien que les cas de paramétrite soient très fréquents parmi les malades atteintes de cette affection, la kopiopie hystérique s'observe aussi dans d'autres affections des organes génitaux chez la femme; dans la métrite par exemple, dans les tumeurs de l'ovaire (*Schenkel*, 147). Nous l'avons observée, une fois, chez une personne de quarante-huit ans, au moment de la ménopause, sans qu'il y eut d'affection des organes génitaux.

On retrouve, d'ailleurs la kopiopie aussi chez l'homme, comme *Foerster* l'a bien vu. Nous avons constaté, chez un sujet de vingt-cinq ans, atteint d'uréthrite blennorragique avec complication du côté de la prostate, les phénomènes classiques de kopiopie hystérique. Dans ce cas, comme d'ailleurs dans un certain nombre d'autres de kopiopie « hystérique », que nous avons observés chez la femme, il n'existait aucune trace d'hystérie.

L'explication de *Foerster* qui rattache les phénomènes de la kopiopie hystérique à l'hyperesthésie réflexe du nerf optique et du trijumeau consécutive à l'irritation du plexus péri-utérin, n'est donc pas admissible pour tous les cas.

Les symptômes si pénibles de kopiopie hystérique ne disparaissent qu'après plusieurs années.

Leur traitement doit être borné aux soins hygiéniques : les sujets doivent éviter la lumière trop vive, et des efforts d'accommodation ; on prescrira des verres fumés et, pour la lecture, des verres convexes. Mais l'indication la plus importante est de soigner l'état général, en pratiquant une analyse d'urines basée sur les tables du Dr Gaube [1].

---

1. Tables de Gaube, in *Traité des fractures*, des Drs Hennequin et Robert Lœwy. Masson, éditeur.

F. — Troubles oculaires réflexes d'origine génitale

Un certain nombre de troubles oculaires sont en rapport direct avec les affections des organes génitaux et de leurs annexes.

L'aggravation de ces affections accentue les troubles de la vision ; leur amélioration ou leur guérison entraîne l'amélioration ou la guérison des troubles oculaires, que nous considérons comme des manifestations réflexes, dues à l'excitation des plexus nerveux des organes génitaux et de leurs annexes.

Nous avons déjà constaté dans les affections de la matrice, surtout comme symptômes réflexes : l'asthénopie névroptique, et l'asthénopie accommodative qui sont toujours accompagnées de sensation douloureuse dans le trijumeau.

Exceptionnellement, les symptômes peuvent s'aggraver et présenter l'aspect clinique d'une névralgie du trijumeau (*Grœnouw*).

Parmi les autres symptômes, que l'on peut considérer comme troubles réflexes d'origine utérine, il faut citer peut-être le blépharospasme uni (*Mavel*) ou bilatéral (*Mooren*), qui cesse immédiatement après la guérison de l'affection causale, et certaines hyperémies de la conjonctive. Rappelons la ténacité des conjonctivites que nous avons observées dans quelques métrites, et notons le larmoiement, qui peut être quelquefois simplement un symptôme réflexe (nous y reviendrons à l'occasion d'une observation de *Nieden*).

Nous devons encore citer comme symptôme réflexe la mydriase (*Mooren*).

Il est très intéressant de remarquer que l'on observe à peu près les mêmes symptômes réflexes et dans les affections du trijumeau et dans celles des régions animées par ce nerf (maladies des fosses nasales, des cavités voisines du nez, des dents, et du pharynx) :

On relève, en effet, dans les deux cas comme troubles réflexes : le blépharospasme, l'hyperémie de la conjonctive, le larmoiement, la mydriase, l'asthénopie névroptique et accommodative, avec névralgies dans les différentes branches du trijumeau, exceptionnellement une amblyopie du côté de l'affection.

Pour expliquer ces troubles réflexes il faut admettre que l'irritation très prolongée des nerfs et plexus nerveux périphériques se transmet vers les centres vaso-moteurs (*Brown-Séquard,* 152) ou vers le noyau d'autres nerfs moteurs (blépharospasme ou tic convulsif dus à une affection du nez, par exemple) ou sensitifs (*Michel,* 453).

Il est absolument inadmissible de rattacher tous les troubles oculaires réflexes d'origine génitale, à l'hystérie (*Borel,* 154). Du moins, faudrait-il, dans cet ordre d'idées, modifier la définition de l'hystérie.

Il est évident que le fonctionnement des organes génitaux, chez la femme, joue un rôle considérable dans l'éclosion, l'évolution ou la guérison des manifestations hystériques. Mais, d'une part, nous n'avons pas pu déceler, dans un certain nombre de nos cas de troubles oculaires réflexes d'origine utérine, ni relever de traces d'hystérie. D'autre part, la suggestion, dont nous avons étudié les effets dans un autre travail (*Berger* et *Robert Loewy*, 54 *a*) n'a réussi ni à améliorer, ni à reproduire après leur disparition ces troubles réflexes ; or, certains auteurs, dont *Babinski*, considèrent cette influence de la suggestion par la reproduction de phénomènes morbides comme caractéristiques de l'hystérie. — Conclusion : la nature hystérique des troubles réflexes est inadmissible.

Il est également inadmissible de vouloir attribuer les troubles oculaires réflexes d'origine génitale à une infection ou à un état toxémique.

La rapidité avec laquelle les troubles oculaires réflexes disparaissent, après la mise en place d'un utérus prolabé est nettement en faveur de l'hypothèse des troubles réflexes et permet de réfuter la théorie infectieuse.

Les troubles réflexes, en effet, cessent après la disparition de la cause [par exemple les manifestations oculaires réflexes d'origine nasale cessent aussitôt qu'on anesthésie la muqueuse nasale à l'aide de la cocaïne, (*Grüning*)] ; tandis que les troubles oculaires toxémiques ne s'atténuent que très lentement après la cessation de la cause déterminante, et entraînent fréquemment des altérations anatomo-pathologiques et des lésions persistantes (*Berger*, 131).

La kopiopie hystérique n'est qu'une manifestation des troubles oculaires réflexes, dans laquelle les phénomènes atteignent un degré des plus accentués, soit par l'intensité de la maladie causale (excitation des nerfs périphériques très puissante), soit par la facilité avec laquelle l'excitation d'un nerf périphérique se transmet vers le nerf optique et le trijumeau.

En effet, un examen attentif des symptômes de la kopiopie hystérique nous démontre que cette affection est identique à la névrasthénie névroptique et accommodative.

La dernière n'est qu'une légère, la première une très grave manifestation de troubles oculaires réflexes d'origine génitale.

X

GESTATION

Les troubles oculaires que l'on observe pendant la gravidité [*Winckel*, (155), évalue leur fréquence à 1,5 p. 100 de femmes enceintes] sont d'origine très diverse.

Pour les expliquer, il faut se rappeler que la grossesse imprime à l'organisme tout entier des modifications profondes, locales et générales. Les premières (compression des plexus nerveux) peuvent occasionner des troubles réflexes. Les dernières consistent en une altération quantitative (pléthore) et qualitative du sang (diminution de l'hémoglobine et des globules rouges, augmentation de l'eau) en une dénutrition générale et en l'augmentation de la tension intravasculaire (hypertrophie du cœur).

Pendant la gestation, les poisons de l'économie[1] augmentent par excès de production, par la richesse des sources habituelles (désassimilation défectueuse, fermentation digestive excessive, etc., etc.), par la formation de nouveaux foyers toxiques (déchets du

1. Voir le récent travail de *Planchu*, De l'auto-intoxication gravidique. *Gaz. des Hôp.*, 1904, n° 9, p. 77 et n° 12, p. 111.

fœtus, du placenta), comme aussi par l'insuffisance soit de l'élimination (albuminurie, troubles fonctionnels du rein, atonie intestinale, diminution de la sortie des composés volatils, suppression de l'émonctoire menstruel), soit de la fonction antitoxique (graisse du foie, changements thyroïdiens ou capsulaires, etc.).

Nous sommes forcés de faire une étude d'ensemble des troubles oculaires de la grossesse parce qu'il n'est pas facile actuellement de faire la part de chaque facteur, dans la genèse de tel ou tel trouble oculaire pendant la grossesse.

Une exception doit être faite cependant pour les troubles d'origine rénale, et les troubles oculaires dus à l'aggravation d'une névrose pendant la gravidité.

Il est probable que l'auto-intoxication gravidique joue également un rôle important dans l'aggravation ou la production d'une névrose (hystérie, maladie de *Basedow*).

A. — Hystérie ou maladie de Basedow
aggravées pendant la grossesse

Un certain nombre de troubles oculaires, que l'on a observés pendant la grossesse, sont probablement d'origine hystérique :

Jobert (157) a observé un cas, où une femme enceinte a été atteinte d'une polyopie. Elle voyait les objets multipliés ; ils lui apparaissaient renversés. La malade attribua cette polyopie à un refroidissement qui lui avait occasionné une névralgie frontale.

Dans un cas, relaté par le même auteur, une polyopie, survenue pendant la grossesse, disparut après l'accouchement, mais il se manifesta une myopie qui n'existait pas chez elle auparavant (probablement par spasme du muscle de l'accommodation).

On trouve, dans la littérature ancienne, un certain nombre de cas d'amaurose, survenue pendant la gravidité et disparaissant après l'accouchement.

De tels cas sont rapportés par *Bartisch* (en 1686), *Morgagni* (en 1766) et *Trnka de Krzowitz* (en 1781), cités par *Cohn* (10, p. 120).

Il y a aussi des observations analogues, datant du siècle dernier ; il est probable que, dans un certain nombre d'entre eux, il s'agissait d'une amaurose hystérique.

Demours (158) a été le premier à affirmer que les amauroses, si elles surviennent avant l'accouchement, sont dues à une action de la matrice sur le nerf optique ; l'amaurose qui se manifeste après l'accouchement fut par cet auteur attribuée à la suppression des lochies.

Himly (159), au contraire, admit que la compression du ganglion cœliaque et des fibres du pneumogastrique par la matrice gravide occasionne une anesthésie de la rétine. L'amblyopie et l'amaurose, survenant après l'accouchement, seraient dues à la suppression du lait et à la congestion de l'œil en résultant.

Rampoldi (159 *a*, p. 46) raconte que *Portal* avait observé une femme qui fut aveugle pendant la première gravidité, sourde pendant la deuxième et muette pendant une troisième.

Ce cas est digne d'inspirer un vaudevilliste!

Deval (160), *Praël* (161) et *Santesson* (162) publient également des observations d'amblyopie ou d'amaurose, survenues pendant la gravidité et leur attribuent une origine nerveuse, phénomène le disparut après l'accouchement.

La nature hystérique des troubles oculaires est très probable dans les cas publiés par *Desmarres* (163) et *Becker-Laurich* (164).

Voici l'observation de *Desmarres* : Une femme de vingt-six ans, enceinte au sixième mois, devint subitement aveugle ; sept jours après, la vue se rétablit.

Le même auteur relate des cas d'hémianopsie transitoire chez des femmes enceintes ; il s'agit probablement aussi de manifestations hystériques.

Dans l'observation de *Becker-Laurich*, il s'agissait d'une amaurose, survenue pendant la grossesse ; la vue se rétablit au bout de quelque temps.

Il manque encore des observations incontestables d'amblyopie hystérique, survenue pendant la gravidité et guérie après l'accouchement.

Voici cependant une observation personnelle :

OBSERVATION 2290. — Mme D..., trente-deux ans, couturière, petite mais de bonne constitution, a toujours été très nerveuse ; la nervosité a augmenté depuis l'âge de vingt ans. Mariée depuis quatre ans, elle a deux enfants bien portants.

o. d. V. avec Cyl. concave 1,25 D. axe hor. = 20/30
o. g. V. avec + 1,25 D. = 20/30

Aux deux yeux : rétrécissement concentrique du champ visuel.

Pendant chaque gravidité, la vue baissa progressivement jusqu'à l'accouchement, pour redevenir ensuite normale (aggravation d'une amblyopie hystérique pendant la gravidité).

Blodig (165) a observé une femme qui, pendant chaque gravidité, était atteinte d'un strabisme convergent, d'abord d'un œil, ensuite des deux yeux ; ce strabisme disparaissait après l'accouchement, pour réapparaître à la grossesse suivante avec une telle régularité que cette femme considéra le strabisme comme un signe infaillible de grossesse.

Il s'agit probablement, chez elle, d'une crampe hystérique des muscles droits internes de l'œil. L'observation est incomplète.

Jobert (157) publia un cas de diplopie, survenu pendant la gravidité ; cette diplopie fut précédée de l'apparition de micropsie.

Il nous semble, par suite, qu'il s'agissait d'une manifestation hystérique.

Le goitre exophtalmique peut être aggravé par la gravidité, ou bien on observe son apparition pendant la grossesse (*Brown, Hutchinson*, cités par *Berger*, 10, p. 255).

Schmidt Rimpler (19, p. 522) a observé une jeune femme de vingt-cinq ans, chez laquelle une exophtalmie unilatérale existait avec signe de Graefe, mais sans goitre, ni tachycardie ; l'exophtalmos augmenta considérablement pendant la gravidité et diminua ensuite après l'accouchement. Il est probable qu'il s'agissait, dans ce cas, d'une forme fruste de maladie de Basedow.

B. — TROUBLES OCULAIRES D'ORIGINES DIVERSES

Paupières. — On observe quelquefois une couleur plus foncée des paupières pendant la grossesse. Cette pigmentation plus foncée de la peau est cependant plus fréquente sur la ligne blanche et au niveau des mamelons.

Charrin et *Roché* considèrent cette pigmentation comme résultat d'une auto-intoxication.

Glande lacrymale. — *Nieden* (166) rapporte le cas très intéressant d'une primipare de quinze ans qui souffrit, dans les deux premiers mois de la grossesse, de ptyalisme, et de vomissements de mucosités.

Au troisième mois, se manifesta chez elle un larmoiement très accentué.

Les voies lacrymales étaient normales, les glandes lacrymales légèrement gonflées. Si l'on renversait les paupières supérieures, des goutelettes très fines de liquide lacrymal s'écoulaient des conduits de la glande. L'instillation de cocaïne (5 p. 100) soulageait beaucoup la malade.

Il s'agit incontestablement, dans le cas de *Nieden*, d'une hypersécrétion réflexe de la glande lacrymale, phénomène analogue à l'hypersécrétion de la glande salivaire, des glandes de l'estomac, chez les femmes enceintes.

Il nous semble très intéressant de noter une observation analogue, que nous avons faite chez un homme atteint d'une prostatite chronique. Rappelons que, d'après *Thompson*, les affections de la prostate peuvent déterminer, chez l'homme, les symptômes nerveux réflexes, analogues à ceux que l'utérus peut provoquer chez la femme.

Dans notre observation, il s'agissait d'un homme de vingt-huit ans, présentant une forte hypersécrétion de la glande lacrymale, sans rétrécissement des canaux lacrymaux. Après avoir constaté l'existence d'une prostatite chronique, nous avons traité cette affection, et nous vîmes s'améliorer en même temps prostatite et larmoiement.

Cornée. — On a observé plusieurs cas d'ulcères de la cornée, qui s'étaient développés, chez des femmes enceintes, sans qu'il y eut de traumatisme. On considère ces ulcères comme des ulcérations marantiques, dues à la dénutrition générale. Leur siège est, dans la plupart des cas, au centre de la cornée ; le traitement local (antisepsie) et un traitement général (tonique, fortifiant) amènent la guérison de la lésion.

Conjonctive. — On peut observer des hémorragies dans la conjonctive et dans d'autres parties de l'œil. Dans un cas très curieux de *Guttmann* (167), cette hémorragie conjonctivale était due à des vomissements et, en recherchant la cause de ces derniers, le médecin reconnut la grossesse.

Tractus uvéal. — MUSCLES INTRINSÈQUES DE L'ŒIL. — *Herbert Fisher* (168) a observé un cas de mydriase unilatérale due à une paralysie du sphincter pupillaire, survenu dix semaines avant l'accouchement et persistant encore sept mois après ce dernier. Il existait, en même temps, des troubles nerveux variés et une paraplégie des membres inférieurs.

Herbert Fisher admet qu'il s'agissait d'une névrite périphérique, attribuable à la toxémie. Cette manière de voir est justifiée par des observations, concernant la paralysie des nerfs moteurs, oculomoteur externe par exemple, paralysie survenant pendant la gravidité.

On observe très fréquemment un affaiblissement du muscle de l'accommodation pendant la gravidité, quelquefois déjà dans les premiers mois ; cet affaiblissement se manifeste, chez des hypermétropes, par des troubles de la vue, qui disparaissent avec l'emploi des verres convexes. On attribue généralement cet affaiblissement du muscle de l'accommodation à la dénutrition générale des gravidiques. Ce phénomène disparaît généralement assez vite après l'accouchement.

Nous avons cependant observé quelques cas, où une parésie du muscle de l'accommodation peut persister pendant quelques mois après l'accouchement, et nous croyons devoir admettre, alors, l'action des substances *toxiques*.

Quelquefois, il y a une paralysie toxique du muscle de l'accommodation, qui se manifeste seulement dans la grossesse *avancée* ou bien seulement à l'époque des couches.

On a observé, parfois, l'apparition du glaucome pendant la grossesse (*Galezowski*, 169) (*Landsberg*, 170). Il faut l'attribuer, chez des malades prédisposés à cette affection, aux troubles de la circulation et à l'augmentation de la tension intra-vasculaire.

Cristallin. — *Power* (171) a observé un certain nombre de cas où, chez les femmes affaiblies à la suite de plusieurs accouchements, apparut dans un œil ou aux deux yeux, une cataracte qui s'aggrava pendant chaque nouvelle grossesse. Il y a des observations analogues enregistrées par. *Pflüger* (voir *S. Cohn*, 10, p. 123) et *Terrien* (21, p. 1101).

Dans ces cas de cataracte, il n'existait pas de sucre ou d'albumine dans les urines. Il est curieux de noter que nous n'avons pas trouvé de troubles oculaires diabétiques chez des femmes enceintes. On sait que le diabète survient quelquefois sous l'influence de la grossesse; d'autre part, la grossesse agit d'une manière défavorable sur le diabète qu'elle aggrave, soit immédiatement, soit à plus ou moins longue échéance (*Peter*, *Ribemont-Dessaignes* et *Lepage*, 97, p. 649).

Nerf optique. Rétine. — On observe très fréquemment chez les femmes enceintes une asthénopie névroptique très accentuée, qui est un trouble réflexe d'origine utérine, dont l'apparition est facilitée par la la dénutrition (déminéralisation du système nerveux). Il est probable qu'il faut attribuer à la même cause pour la plupart des cas (spasme vasculaire du centre cortical de la vision d'origine réflexe) l'apparition d'accès de scotome scintillant (*Schoen*, 172).

L'anesthésie rétinienne, que l'on observe chez les

femmes enceintes (*Silex*, cité par *Groenouw*, 20, p. 184), est due surtout à l'hystérie.

On connaît, depuis longtemps, l'héméralopie des femmes enceintes, qui se manifeste vers la fin de la grossesse ; on l'explique par l'affaiblissement général. Il faut songer cependant que l'on trouve aussi l'héméralopie dans les affections hépatiques, et il est très possible que l'insuffisance hépatique joue un rôle dans la pathogénie de l'héméralopie gravidique.

L'éblouissement par la lumière peut jouer un certain rôle dans le développement de l'héméralopie. Ainsi, dans un cas de *Küstner* (173), au huitième mois, une femme enceinte, restée longtemps exposée à la lumière réfléchie fut atteinte d'une héméralopie très accentuée.

L'héméralopie est parfois accompagnée d'une diminution de l'acuité visuelle.

Une cécité passagère, due à un ictère gravidique, est très rare. On ne connaît que les observations de *Lutz* (174) et de *Landesberg* (175).

Voici celle de *Lutz* : Une femme de trente-sept ans, présente au huitième mois de sa cinquième gravidité, un ictère très accentué avec hémorragies sous-cutanées. Cécité absolue, mais un peu d'amélioration de la vue avant l'accouchement. Mort, deux jours après l'accouchement d'un enfant, né avant terme.

Landesberg a vu, chez une femme à la fin de la gestation, un ictère très accentué, avec cécité binoculaire subite qui dura pendant quatre jours.

Il est difficile d'attribuer, dans ces deux cas, l'amaurose à l'ictère.

En effet, l'ictère très prononcé, dans les affections hépatiques, n'est jamais accompagné d'une amaurose. Il est donc probable que l'amaurose est due, dans les cas précédents, à l'action toxique des substances de l'économie (auto-intoxication gravidique), qui causent l'ictère sans être en rapport avec ce dernier. Peut-être faut-il expliquer de la même façon (auto-intoxication) certains cas d'anesthésie rétinienne, relatés par *Silex,* cas où n'existait aucun phénomène d'hystérie.

Le fond de l'œil a été trouvé normal dans les cas d'ictère de *Lutz* et de *Landesberg,* dans l'héméralopie et dans l'anesthésie rétinienne (*Silex*).

Bosse (176) a examiné le fond de l'œil d'un grand nombre de femmes enceintes. Il constate, chez un certain nombre, des altérations : rougeur de la papille optique, dilatation des veines, avec quelquefois l'aspect de papillite légère, sans qu'il y ait une altération de l'acuité visuelle.

Il s'agit probablement, dans ces derniers cas, de modalités anatomiques du fond de l'œil (pseudonévrite optique) fréquentes d'ailleurs, qui n'ont rien de pathologique.

On trouve, dans les auteurs, un certain nombre de cas de *névrite optique* et de *névrite rétrobulbaire,* survenues pendant la gravidité.

La névrite optique était très accentuée dans une observation de *Reich* (177), et donnait à la papille l'aspect qu'elle présente dans la stase papillaire. Nous faisons ici abstraction du cas, où l'affection du nerf optique était due à la présence d'albumine. Le cas de *Reich* peut être considéré comme douteux, parce qu'il a négligé de communiquer le résultat de l'examen des urines.

La névrite rétro-bulbaire se développe générale- ment vers le 4ᵉ ou 5ᵉ mois de la grossesse. Elle est plus fréquemment bilatérale qu'unilatérale. Elle se manifeste par les phénomènes subjectifs d'un sco- tome central ou une amblyopie centrale, avec des alternatives d'amélioration ou d'aggravation.

Uhthoff (178) a observé 4 cas de névrite rétrobul- baire chronique, avec scotome central chez des femmes enceintes. L'affection était, dans trois cas, bilatérale.

On trouve encore, dans la littérature, différentes observations de cette affection : *Mackenzie* (179) observe un cas, où le scotome central se mani- feste au cinquième mois de la gravidité, s'amé- liore huit jours après l'accouchement et ne guérit que quatre semaines après.

Dans un cas semblable, observé par *Churchill* (180), la vue ne se rétablit que trois mois après l'accouchement.

Dans le cas de *Level* (181) il y avait de l'amélio- ration de la vue, les jours de pluie, et une aggrava- tion au soleil, phénomènes dus à l'hyperesthésie rétinienne.

Il faut encore citer les observations de *Gale- zowski* (182), qui a constaté un scotome central chez une femme enceinte et celles de *Clemens* (183) et de *Sous* (184), qui ont observé une dyschromatopsie transitoire pendant la grossesse. Dans le cas de

Clemens existaient déjà des troubles passagers de la perception des couleurs pendant la première grossesse; les mêmes phénomènes se manifestèrent de nouveau, au cinquième mois de la quatrième grossesse.

La *névrite optique* a quelques caractères communs avec la névrite rétrobulbaire :

1° L'apparition de troubles oculaires seulement après le quatrième mois, généralement du septième au neuvième mois; le développement de la névrite optique au premier mois [*Valude* (185)] est exceptionnel.

2° La bilatéralité de l'affection ;

3° Les rechutes dans les gravidités ultérieures ;

4° Le rétablissement ou l'amélioration de la vue, un certain temps après l'accouchement ;

5° L'existence, dans certains cas, de troubles oculaires, persistant après l'accouchement.

Les troubles de la vue, dans la névrite optique des gravidiques, consistent en une amblyopie ou une amaurose; l'affection affecte les deux yeux avec une intensité inégale.

Après l'accouchement, on peut observer le rétablissement complet (*Daval* (186), ou une amblyopie persistante, ou une cécité unilatérale, tandis que l'autre œil recouvre une assez bonne acuité visuelle (*Knapp*, 187) ; il se peut aussi qu'un œil devienne aveugle, tandis que l'autre présente seulement un rétrécissement du champ visuel (*Power*, 171).

Lawford-Knaggs (188) a publié un cas très intéressant où, après chaque gravidité nouvelle, survenait un rétrécissement nouveau du champ visuel, correspondant à la perte d'un quadrant de ce champ.

Cette forme en secteur du retrécissement du champ visuel a une certaine analogie avec le retrécissement en secteur du champ visuel, que nous avons observé dans un autre trouble visuel par auto-intoxication : l'atrophie optique d'origine menstruelle.

La malade de *Lawford-Knaggs* était âgée de quarante-six ans ; elle avait déjà perdu, pendant une grossesse antérieure, la vue de l'œil gauche atteint d'atrophie optique.

On constata, au quatrième mois de la gravidité une amblyopie, du côté droit, avec perte centrale de la perception colorée et retrécissement concentrique du champ visuel.

L'accouchement provoqué amena le rétablissement de la vue (V = 1) et du sens des couleurs ; mais il manquait le quadrant temporal du champ visuel et il existait une atrophie partielle de la papille optique. Un an après, nouvelle gravidité et mêmes symptômes du côté de l'œil droit que ceux qui existaient pendant la précédente gravidité.

L'avortement artificiel amena un bon résultat, mais déjà toute la partie temporale du champ visuel manquait.

Le cas de *P. Bull* (189) est très intéressant, en ce sens que chaque grossesse occasionna une nouvelle apparition de l'affection bilatérale du nerf optique; la guérison ne vint qu'après l'accouchement; mais la série de grossesses occasionna peu à peu une forte diminution de l'acuité visuelle.

Cette malade de *P. Bull* fut atteinte, pendant la

deuxième gravidité, d'une amblyopie, qui s'aggrava jusqu'à l'accouchement. A ce moment la malade fut complètement aveugle ; mais six semaines après, la vision était rétablie.

Pendant la troisième gravidité, la cécité existait déjà au cinquième mois, et la vue ne revint qu'imparfaitement après l'accouchement. Même phénomène pendant la quatrième gravidité, mais après l'accouchement l'œil droit avait seulement la perception de la lumière ; à l'œil gauche, la vision était de 1/60.

L'examen par l'ophtalmoscope montrait une atrophie optique. La malade n'eut plus depuis cette époque, de larmes dans les émotions.

Ce dernier phénomène est très intéressant à noter ; nous l'avons également observé chez une hystérique et une autre fois chez une femme, également hystérique, atteinte d'une atrophie optique ataxique.

Bar (189 *a*) a observé deux cas de névrite optique, survenue pendant la grossesse.

Dans la première observation, une femme de vingt-deux ans, albuminurique, se plaignait au milieu de la grossesse d'un abaissement de la vue de l'œil droit ; il y avait de l'œdème papillaire, qui se maintint, malgré des frictions mercurielles. L'amblyopie persista après l'accouchement, mais, au cours d'une nouvelle grossesse, l'œil gauche fut atteint et l'amblyopie s'aggrava en amaurose.

La deuxième observation concerne une femme, qui avait été atteinte, vers la fin d'une première grossesse, d'affaiblissement visuel. On n'y attacha pas d'importance, mais un examen, pratiqué après l'accouchement, par *Panas*, fit constater une névrite optique.

Au cours d'une seconde grossesse, les accidents oculaires s'accentuèrent et la cécité devint complète à la fin de la gestation.

La lésion du nerf optique, pendant la gravidité, est encore peu connue; son importance clinique est considérable :

1° Parce qu'elle peut imposer d'urgence l'avortement artificiel;

2° Parce qu'il faut prévenir la malade du danger que court son appareil visuel par des gravidités ultérieures.

Il est évident, toutefois, qu'une atrophie optique peut exister, sans qu'il y ait de relation avec la gravidité et nous ajoutons que l'accouchement artificiel n'est pas toujours suivi du rétablissement de la vue. Le cas de *Valude* (185) est, à ce point de vue, très intéressant. Une femme de vingt et un ans, était atteinte de troubles de la vue, qui se manifestaient surtout du côté gauche et, d'après ses dires, au moment où elle avait dû avoir ses règles. Pendant le premier mois de la troisième gravidité, survenue à l'âge de trente ans, existait un affaiblissement de la vue de l'œil gauche, qui ne put distinguer que la différence de clarté ; deux mois après le commencement de la gravidité, la vue de l'œil droit commença à baisser jusqu'à 1/10; à l'ophtalmoscope on constata une névrite optique qui se termina par une atrophie.

On fit un avortement artificiel. La vue de l'œil

gauche ne se rétablit pas, tandis que celle de l'œil droit, fait curieux, acquit une vision = 2/3.

Le diagnostic différentiel de l'affection gravidique du nerf optique, d'avec les amblyopie et amaurose hystériques ne peut présenter de difficultés : on trouvera toujours, dans ces derniers cas, d'autres stigmates d'hystérie et il est aisé d'établir que le fond de l'œil est normal, tandis que l'on observera, dans les cas de névrite optique gravidique, une altération bien définie du fond de l'œil et, dans les cas de névrite rétro-bulbaire, un scotome central.

Le diagnostic différentiel d'avec l'amaurose urémique est également facile. Dans celle-ci, le fond de l'œil est normal, on constate de l'albuminurie et des symptômes généraux, céphalalgie, convulsions, etc.

Les affections du nerf optique dans la gravidité sont dues à une auto-intoxication. La nature toxique est surtout établie par l'apparition d'un scotome central (*Uhlhoff*), analogue au scotome central que l'on observe dans les intoxications par l'alcool et le tabac, l'auto-intoxication par le diabète, etc.

L'explication des troubles oculaires de la gravidité, par l'hypothèse d'un spasme de vaisseaux rétiniens (*Bull*, 189) est sans fondement.

Il est toujours intéressant de noter que l'affection gravidique du nerf optique est due à une auto-intoxication gravidique, mais d'une modalité différant de celle qui provoque le ptyalisme, les vomissements incoercibles, les affections cutanées (érythèmes de gestation), car ces derniers symptômes manquent toujours dans les cas de névrite optique.

La genèse toxémique des affections gravidiques du nerf optique est très importante, au point de vue de la thérapeutique. Espérons que l'on réussira à trouver un traitement médical de cette auto-intoxication, malgré les faits peu concluants enregistrés par *Charrin* et *Mossu* (190) : « Nous avons tenté, disent ces auteurs non sans quelques résultats encore bien insuffisants d'obtenir un sérum spécial. »

Des hémorragies peuvent se produire, dans la rétine, chez des femmes enceintes, ne présentant pas d'albuminurie.

Panas et *Bellouard*, cités chez *Metaxas* (191), ont observé, chez une femme de trente ans, au septième mois de la gravidité, un très vaste scotome qui subitement s'était développé chez elle. Il s'agit d'une hémorragie rétinienne occupant les 2/5 du fond de l'œil. Il existait encore quelques petites taches hémorragiques.

Teillais (192) a noté quatre cas d'hémorragie rétinienne chez des femmes enceintes. Dans un des cas survinrent, d'abord, au troisième mois de la gravidité, des hémorragies sous-conjonctivales, puis, deux mois après, des hémorragies rétiniennes. Dans trois cas, la vue s'est rétablie après l'accouchement.

S. Cohn (10, p. 140) cite une observation d'hémorragie dans la région de la macula, ayant occasionné chez une femme de trente-neuf ans, au cinquième mois de la gravidité, une cécité, qui guérit seulement dix mois après l'accouchement. Cette observation est, dans tous les cas, bien discutable. Les hémorragies rétiniennes sont dues à l'altération de la paroi vasculaire provoquée par les substances toxiques, accumulées dans le corps, et aux modifications du chimisme sanguin; elles sont favorisées par l'hypertrophie cardiaque de la gravidité.

Un *décollement rétinien* peut exceptionnellement se produire pendant la gravidité, sans qu'il existe de rétinite albuminurique ni d'albuminurie. D'ailleurs, il est difficile d'établir qu'il ne s'agit pas d'une simple coïncidence.

Schöler (193) relate un cas très intéressant. Chez une femme enceinte, se développa un décollement rétinien; après une ponction de la sclérotique, la rétine se recolla; mais, quelques mois après l'accouchement, le décollement rétinien réapparaissait de nouveau. La sœur de la malade fut également atteinte pendant sa gravidité d'un décollement rétinien.

Muscles extrinsèques de l'œil. — On observe fréquemment, chez des femmes enceintes, une asthénopie musculaire ou l'apparition d'une insuffisance des muscles droits internes nécessitant, pour la vision rapprochée, l'emploi de verres prismatiques. Il s'agit probablement d'une manifestation de dénutrition générale portant particulièrement sur le système nerveux. Ces symptômes cessent, généralement, peu de temps après l'accouchement.

On ne connaît qu'un seul cas, publié par *Altmann*, (194) d'une paralysie du muscle droit externe, survenue pendant la grossesse.

Le cas de *Blodig* (165) de strabisme convergent bilatéral, mentionné plus haut, est attribué par les auteurs récents à l'hystérie.

Il s'agit, évidemment, dans le cas de *Altmann*,

d'une paralysie toxique, due à une névrite périphérique, à laquelle *Windscheid* (195) attribue également la paralysie de quelques nerfs, et en particulier de nerfs moteurs survenant pendant la gravidité.

Il faut interpréter de même façon une observation
de *W.-G. Sym* (*Recueil d'ophtalmologie*, XIII,
p. 242) que voici : une femme de trente-six ans présenta à chaque grossesse des phénomènes de parésie
de la IIIᵉ paire, les phénomènes s'aggravèrent avec
le nombre de grossesses.

Sym admit à tort, à nos yeux, pour expliquer ces
symptômes, une affection basale.

Orbite. — L'exophtalmos pulsatile peut également
se développer pendant la gravidité; *Sattler* (196) qui
publie une statistique de cette maladie, a constaté
que, sur 32 cas d'exophthalmos pulsatile non-trau-
matique, dans 6 cas, cette affection s'est développée pendant la gravidité et une fois pendant le travail. Dans un cas, les premiers symptômes se manifestèrent déjà au deuxième mois (léger bruit dans la
région temporale), dans les 5 autres cas, au contraire,
l'affection apparut seulement peu de temps avant
l'accouchement, dans le sixième cas, l'exophtalmie
pulsatile apparut subitement avec tous ses symptômes cliniques, peu de temps avant l'accouchement.

La plupart des femmes (6 sur 7) avaient déjà eu un
certain nombre de grossesses (4 ou 5).

Il nous semble encore difficile, malgré ces faits,
d'affirmer absolument l'influence de la gravidité sur
l'apparition de l'exophtalmie pulsatile.

C. — Auto-intoxication d'origine rénale

L'affection rénale, que l'on observe dans la gravidité n'est qu'un symptôme d'auto-intoxication. L'albuminurie est considérée par *Pinard*, qui se base sur les recherches de *Gautier*, *Bouchard*, *Quinquaud* et *Chambrelant* (voir *Ribemont, Dessaignes* et *Lepage*, 97, p. 687), comme résultant d'une toxémie.

L'affection rénale des femmes enceintes (néphrite parenchymateuse) peut passer inaperçue et n'être reconnue qu'à la suite des troubles oculaires, qu'elle occasionne. On constate alors, comme dans les albuminuries, en général, un œdème, qui débute par les paupières et qui se montre d'abord dans les paupières inférieures. Quelquefois existe seulement un œdème partiel, palpébral unilatéral. *Lop* (197) en a publié un exemple très intéressant : chez une secondipare, il vit le même œdème unilatéral de la paupière, inférieure apparaissant au réveil, pour se dissiper dans la journée, et cela durant tout le troisième trimestre de la grossesse.

Il s'agit, dans l'espèce, de troubles neuro-vasculaires, par mise en circulation des substances toxiques. *Roger* et *Josué* (cité chez *Lop*) les ont provoqués, dans leurs recherches expérimentales, par l'action des toxines de l'infection puerpérale.

On observe, très souvent une diminution de l'amplitude de l'accommodation. De cette façon, les phénomènes d'asthénopie accommodative, que l'on observe si fréquemment dans la gravidité, peuvent être considérablement augmentés, si cette dernière est compliquée d'une affection rénale.

D. — Amaurose urémique

L'*amaurose urémique* peut se manifester vers la deuxième partie ou plus fréquemment vers la fin de la grossesse, quelquefois elle n'apparait que pendant l'accouchement ou bien pendant les couches.

L'amaurose urémique a généralement un début brusque ; la vue baisse, et l'amaurose devient complète au bout d'un temps, qui varie de quelques heures à un jour : parfois, la cécité arrive subitement. Dans certains cas, la perception de la lumière persiste, tandis que, dans d'autres cas, la cécité est complète.

Il est, en effet, difficile, si la malade présente des symptômes cérébraux, de se rendre compte de l'existence de la perception lumineuse (*Babinski*, 198).

L'affection est toujours bilatérale et se manifeste en même temps aux deux yeux.

L'amaurose urémique est généralement accompagnée de troubles nerveux, céphalalgie, éclampsie, vomissements, pertes de connaissance, qui suivent l'apparition des troubles oculaires. Il se peut aussi que la malade soit dans un état comateux, et l'amaurose n'est alors reconnue qu'après la cessation du coma.

Les urines sont peu abondantes et contiennent de l'albumine ; exceptionnellement, existe une diurèse très accentuée.

Les pupilles sont d'un diamètre normal ou bien dilatées. La réaction pupillaire à la lumière peut être conservée (ce que l'on observe dans la plupart des cas, d'après *Schmidt-Rimpler*), ou bien abolie.

La conservation de la réaction pupillaire est d'un pronostic favorable, car elle indique l'absence d'une affection des nerfs optiques.

Le fond de l'œil ne présente pas d'altérations. On observe, quelquefois, la présence d'une rétinite albuminurique, mais cette dernière affection n'est pas en rapport direct avec les accès d'amaurose urémique ; on a noté exceptionnellement une stase papillaire, qui disparut après la disparition de l'amaurose urémique (*Schmidt-Rimpler*, 199 ; *Dombrowsky*, 199 a) ; d'ailleurs, il peut exister une stase papillaire, accompagnant les accès urémiques et se manifestant en même temps que des convulsions, vomissements, etc., mais sans troubles de la vue (*Litten*, cité par *Grœnouw*, 20, p. 115).

La durée de l'amaurose est de douze à vingt-quatre heures, rarement de deux ou trois jours. Après l'accès, l'acuité visuelle redevient généralement normale, mais on observe quelquefois des scotomes transitoires (*Schmidt-Rimpler*, 199). Exceptionnellement, on relève une hémianopie transitoire, après la disparition de l'amaurose urémique (*Pick*. 200), ou avant l'apparition de cette dernière (*Lehmann*, 201). Ces phénomènes, cependant, n'ont pas encore été observés dans l'amaurose urémique, chez des femmes enceintes.

L'amaurose urémique est quelquefois suivie d'un

état comateux, et, après la disparition du coma, la vue se rétablit (*Greve*, 202).

Les accès d'amaurose urémique peuvent se répéter plusieurs fois. Les rechutes multiples de cette amaurose doivent faire craindre que la vue ne se rétablisse pas complètement. En effet, on a observé, quelquefois, en pareille occurence, un certain degré d'amblyopie et le développement d'une atrophie partielle du nerf optique, avec un rétrécissement du champ visuel (*Albutt, Leber*).

Mais on ne connaît pas de cas de persistance d'une amaurose urémique.

S. Cohn (10, p. 137) mentionne un certain nombre de cas, où une *névrite optique*, à la suite d'une amaurose urémique très développée, aurait occasionné une atrophie partielle (*Galezowski*), ou totale (*Desmarres, Hutchinson, Lawson, Power, Cooper*), des nerfs optiques.

Dans la plupart des cas, existaient déjà des troubles oculaires dans les gravidités antérieures.

Il est bien difficile de trancher la question et de savoir s'il ne s'agit pas, dans ces cas, d'une névrite optique gravidique compliquée d'une amaurose urémique.

Les accès d'amaurose urémique n'ont aucune influence sur la marche d'une rétinite albuminurique concomitante, comme le prouvent les observations de *Graefe* (203) et de *Schmidt-Rimpler* (199).

On observe l'amaurose urémique, dans certains cas, où des grossesses antérieures, même nom-

breuses, [*Decoin* (204)], se sont très bien passées. Ces
accès d'amaurose se manifestent, quelquefois, sans
autres symptômes concomitants (pas de crampes),
comme dans les observations de *Marcuse* (205) et de
Eliasberg (206).

Le diagnostic différentiel de l'amaurose urémique
ne peut guère présenter des difficultés. On peut
facilement la distinguer de l'amaurose hystérique,
dans laquelle il n'y a pas d'albuminurie, d'ailleurs
on trouvera toujours assez de preuves d'hystérie,
dans l'examen de la malade et de l'étude de ses antécédents.

Le diagnostic différentiel de l'amaurose urémique
et des troubles oculaires des affections gravidiques
du nerf optique, sera également très facile à établir :
pas d'altération du fond de l'œil dans l'amaurose
urémique; une névrite optique ou une névrite rétro-
bulbaire, au contraire, se manifeste avec des altérations gravidiques du nerf optique. La présence
d'albumine dans les urines et les symptômes concomitants (éclampsie) parleront en faveur de la première; l'absence d'albumine, au contraire, pour
cette dernière affection.

La physiologie pathologique de l'amaurose urémique a été très bien étudiée, et on peut aujourd'hui
complètement exclure l'hypothèse d'un œdème du
nerf optique (*Ebert*, 207), des gaines des nerfs optiques (*Rothmann*, 208), ou de la rétine (*Heyl*, 209).

La théorie mécanique de *Traube*, qui admet que
l'augmentation de la tension intravasculaire
(hypertrophie cardiaque), ainsi que l'hydrémie,

expliquerait l'apparition d'un œdème dans la cavité cranienne, est également abandonnée. *Vaquez* (*la Tribune médicale*, 1904, p. 85), cependant, l'a reprise dernièrement. Cet auteur, se basant sur une observation de *Pal* et sur trois observations personnelles, où une hypertension avait précédé l'apparition de l'amaurose urémique et avait cessé, dans ces cas, avant la disparition de l'amaurose, attribue l'amaurose urémique et l'amaurose éclamptique, ainsi que les symptômes concomitants (encéphalopathie convulsive, aphasie transitoire, etc.), à l'hypertension.

Cette dernière serait due à un resserrement des artères périphériques, lequel rétrécissement est attribué par *Vaquez* à une hypersécrétion des glandes surrénales. Et l'on revient ainsi à la théorie toxique, inaugurée par *Frerichs*, mais on n'admet ni l'urée, ni des dérivés, et particulièrement le carbonate d'ammoniaque, comme cause de l'intoxication urémique.

Les expériences de *Bouchard* et de *Charrin* (156) ont, en effet, prouvé la grande diversité de substances toxiques qui occasionnent l'auto-intoxication urémique.

Bouchard admet qu'il y a dans les urines au moins sept différentes substances toxiques contribuant à la production d'une auto-intoxication.

Dans l'auto-intoxication gravidique, cette complexité est encore augmentée par la diversité d'origine toxique qui, d'après *Charrin*, fait comprendre la diversité des modalités cliniques, en rapport avec tel ou tel appareil (éclampsie hépatique, rénale, digestive, thyroïdienne, capsulai ., fœtale, placentaire, cutanée, etc.).

Les lésions de ces différents appareils peuvent contribuer à la production des symptômes d'auto-intoxication, dont l'amaurose urémique n'est qu'une manifestation.

On ne peut pas admettre que les substances toxiques provoquent l'amaurose urémique par une action sur les vaisseaux cérébraux (spasme vasculaire et anémie cérébrale consécutive, *Fleischer*); les substances toxiques agissent directement sur la cellule et la fibre nerveuse, et cette action est facilitée par la sensibilité du système nerveux, qui, en vertu de sa déminéralisation, est prédisposée à cette influence toxique (*Charrin*).

Les substances toxiques agissent soit, sur l'écorce cérébrale (crampes, amaurose urémique avec conservation du réflexe pupillaire, hémianopie), soit sur la partie périphérique : atrophie optique à la suite de plusieurs accès d'amaurose urémique (*Leber*, *Albutt*), scotome central (*Schmidt-Rimpler*).

Le pronostic de l'amaurose urémique de la gravidité est favorable pour la vue, il est moins bon pour la vie de la mère et surtout de l'enfant.

Ici se pose, une des questions les plus délicates pour le gynécologue et qui est de déterminer si la présence de ce phénomène fâcheux donne une indication pour l'interruption de la grossesse. Nous nous proposons de revenir sur ce point à l'occasion de la rétinite albuminurique.

E. — Rétinite albuminurique

Cette rétinite a été, dans ces derniers temps, le sujet de plusieurs travaux très remarquables. Elle a été particulièrement étudiée dans ses rapports avec la gravidité, dans les travaux de *Axenfeld* (211) et de *Silex* (212), auxquels nous renvoyons donc le lecteur en nous bornant à en faire un court résumé.

On observe cette rétinite, surtout chez les primipares, dans la deuxième moitié de la gravidité, quelquefois vers la fin de cette dernière; exceptionnellement, elle se développe seulement pendant les couches (v. *Graefe*, 213; *Schmidt-Rimpler*, 19).

La plupart des cas de rétinite albuminurique gravidique sont dus à la néphrite parenchymateuse, résultant de la gravidité, mais il se peut aussi qu'une néphrite aiguë se développe pendant la gravidité, ou bien qu'une néphrite chronique, existant déjà avant la gravidité, s'aggrave du fait de la grossesse.

La rétinite albuminurique gravidique est moins fréquente que la même rétinite par d'autres causes.

Voici des chiffres donnés par *Voelckers* et par *Thompson* (cités par *Grœnouw*, 20, p. 109) :

	Nombre de cas de rétinite albuminurique.	Gravidique.
Voelckers. . .	30	2
Thompson . .	30	4

Silex a trouvé, sur 3.000 femmes enceintes, un cas seulement de cette rétinite.

Symptômes subjectifs. — L'acuité visuelle est généralement peu diminuée, sauf dans les cas, où les altérations de la macula lutea sont assez considérables pour produire un scotome central.

Habituellement, les malades ne se plaignent que de voir trouble.

L'acuité visuelle ne tombe pas au-dessous de la moitié ou du tiers de la normale. Le champ visuel n'est pas rétréci. Le sens de la lumière est fort peu altéré. L'amaurose ne survient·que dans les cas compliqués d'un décollement rétinien ou d'une amaurose urémique.

L'affection est toujours bilatérale. En général, les deux yeux sont pris simultanément, mais à un degré différent.

Symptômes objectifs. — On observe, à l'ophtalmoscope, les mêmes symptômes que dans la rétinite albuminurique, due à d'autres causes : papille optique rougeâtre, opaque, légèrement proéminente (œdème papillaire), artères rétrécies, veines dilatées tortueuses. Les parois vasculaires forment des bords blancs autour de la colonne sanguine (péri-vasculite).

Silex a observé que, l'un des premiers symptômes dans la rétinite albuminurique gravidique, est l'altération vasculaire qui se manifeste par un phénomène anormal sur la colonne sanguine des artères; le reflet central des artères est élargi et d'une couleur dorée et luisante. Cette altération vasculaire, que *Silex* attribue à une stase dans les voies lymphatiques péri-vasculaires, existe cependant aussi dans l'artério-sclérose et la syphilis.

Dans la papille optique et son pourtour, il y a de petites hémorragies en flammèches. Les hémorragies sont, en général, de peu d'importance, parfois néanmoins, elles sont si abondantes, que le fond de l'œil offre l'aspect d'une rétinite apoplectique (thrombose de la veine centrale de la rétine).

Dans la rétine même, on aperçoit, situées principalement dans le pourtour de la papille optique des taches blanches de dimensions variables qu'on regardait auparavant comme résultat d'une dégénérescence graisseuse. La tache jaune présente des altérations d'aspect étoilé, que l'on considérait jadis comme caractéristiques de la rétinite albuminurique, mais qui existent aussi dans d'autres affections de la rétine.

Ces altérations étoilées consistent en des amas de petites taches blanches brillantes, qui rayonnent tout autour de la macula; les taches sont limitées par un rebord brunâtre.

Dans certains cas de rétinite albuminurique, les lésions en forme d'étoile manquent complètement dans la tache jaune; on observe seulement dans la rétine des taches blanchâtres irrégulières. D'autres fois, on constate le développement d'une névrite optique ou d'une stase papillaire, à laquelle quelques auteurs attachent une certaine importance (pachy-méningite, méningite, *Schmidt-Rimpler*), au point de vue du pronostic; l'altération papillaire est accompagnée ou non d'une figure étoilée dans la macula.

Uhthoff (cité chez *Grænouw*, 20, p. 98) a, contrairement à *Schmidt-Rimpler*, observé un cas de stase papillaire très prononcée; l'autopsie ne fit rien reconnaître d'anormal dans le cerveau et les méninges.

Foerster admet que la stase papillaire, accompagnant la rétinite albuminurique, se rencontre surtout dans les cas où, ultérieurement, une amaurose urémique se déclare, et où les malades succombent à l'urémie.

On donne comme symptômes concomitants : un œdème des paupières, une hémorragie dans le corps vitré, un décollement de la rétine.

L'étude anatomo-pathologique de la rétinite albuminurique a fait reconnaître un œdème de la papille optique et de la zone péri-papillaire de la rétine, une hypertrophie des fibres radiées de Müller et l'existence d'interstices, remplis d'un liquide albumineux. Les vaisseaux de la rétine, ainsi que du tractus uvéal (*Charles-Théodore de Bavière*), présentent une sclérose et une dégénérescence hyaloïde, dues à une endartérite. Cette endartérite, d'ordre toxique, occasionne d'après certains auteurs, les altérations du tissu rétinien, que l'on constate dans la rétinite albuminurique. *Opin* et *Rochon-Duvignaud* (*Journal de physiologie et de pathologie générale*, 1903, p. 1081), au contraire, n'acceptent pas cette opinion ; pour eux, ces altérations rétiniennes relèvent de l'action directe des toxines.

Il faut cependant remarquer que les altérations des parois vasculaires de la rétine peuvent, quelquefois, complètement manquer dans la rétinite albuminurique gravidique (*Silex*). *Cirincione* (214), a constaté le fait à l'autopsie, il explique ainsi, après la rétinité albuminurique gravidique, le rétablissement complet de la vision.

Les plaques blanches de la rétine sont dues, d'après *Leber* et *Charles-Théodore de Bavière*, à une dégénérescence graisseuse, ou granuleuse, des deux couches à grains de la rétine et des fibres radiés de *Müller*.

L'interprétation de *Leber* et de *Charles-Théodore de Bavière* est réfutée par *Weeks*.

Nuel explique (215) les altérations étoilées de la macula, par l'apparition d'une exsudation homogène ou fibrillaire et la néoformation de cellules spéciales, dans la rétine au niveau de la couche de Henle.

Le pronostic de la rétinite albuminurique des femmes gravidiques est plus favorable que celui des autres cas de cette rétinite (au point de vue et de la vie et de la vue).

Le pronostic est d'autant plus favorable, que la rétinite albuminurique se manifeste plus tard, pendant la gravidité et qu'on interrompt plus rapidement la grossesse, après l'apparition des troubles visuels.

Sur 21 malades, *Silex* a vu seulement trois cas (interruption de la gravidité), où les altérations de la rétine disparurent et la vue se rétablit.

Dans les autres cas, existait un abaissement de la vue avec conservation de la figure étoilée, des altérations pigmentaires, ou des plaques blanches de la macula, qui furent surtout nettement aperçues à l'image droite.

Les cas d'interruption tardive de la grossesse (un mois seulement après l'apparition de troubles visuels), donnent un résultat moins favorable, au point de la vision.

Sur 21 malades de cette catégorie, observés par *Silex*, voici quels furent les résultats :

$$\text{Vision} = 2/3 \text{ dans 2 cas.}$$
$$\text{Un peu plus que } 1/2 \quad \text{» 6 cas.}$$
$$V = 1/3 \quad \text{» 6 cas.}$$
$$V = 1/4 \quad \text{» 2 cas.}$$
$$V = 1/5 \quad \text{» 1 cas.}$$
$$V = 1/6 \quad \text{» 1 cas.}$$
$$V = 1/12 \quad \text{» 2 cas.}$$
$$V = 1/18 \quad \text{» 2 cas.}$$
$$V = 1/100 \text{ » 5 cas.}$$

Culbertson (216) a réuni tous les cas de rétinite albuminurique gravidique, que l'on trouve dans la littérature, nous les avons comparés à ceux de *Silex* dans le tableau suivant :

	Culbertson.	Silex.
Guérisons	17 p. 100	29 p. 100
Amélioration de la vue	58 —	47 —
Cécité ou très forte diminution.		
de la vue	25 —	24 —

Les altérations graves de la vue sont dues, en général, à l'atrophie optique, au décollement rétinien et aux altérations du tissu de la choroïde et de la rétine, qui se développent à la suite de la rétinite albuminurique gravidique.

Quelquefois, la vue s'améliore d'une façon considérable, malgré l'aspect de la papille optique qui apparaît, à l'ophtalmoscope, atteinte d'une atrophie optique. Ainsi *Foerster* décrit un cas, où la vision était égale à 2/3, il subsistait seulement une très petite partie du champ visuel.

Brecht (217) a observé même une acuité visuelle normale, malgré une atrophie de la partie temporale de la papille optique.

Cirinrione observa, une fois seulement, la persistance d'un scotome périphérique très grand.

La répétition de la grossesse, chez une femme déjà atteinte d'une rétinite albuminurique gravidique, est toujours d'une grande gravité, au point de vue du pronostic.

S. Cohn admet que ces cas entraînent toujours la perte de la vue. Il y a cependant des exceptions. — Voici une preuve :

Dans un cas d'*Alt* (218), la vue chez une primipare baissa à 1/3 à la suite d'une rétinite albuminurique gravidique ; la deuxième gravidité se termina sans complication.

D'autre part, à chaque nouvelle gravidité, il peut survenir une aggravation d'affection rénale, sans qu'il se développe forcément de rétinite albuminurique. Le fait est prouvé par *Axenfeld* (219) qui observa un cas, où la rétinite albuminurique gravidique se termina par une guérison complète ; la gravidité suivante fut compliquée de différents symptômes d'affection rénale gravidique, mais sans rétinite albuminurique.

La persistance de l'albuminurie, après l'accouche-

ment, aggrave généralement le pronostic de la rétinite albuminurique, au double point de la vue et de
la vie; la mort arrive en moyenne dans le délai de
deux ans (*Groenouw*, 20, p. 111); cependant il
existe des exceptions très rares, comme dans un cas
de *Silex*, où cette albuminurie persista encore pendant quelques années, sans perte de la vue.

La complication de la rétinite albuminurique
gravidique, par un décollement de la rétine, aggrave
toujours le pronostic pour la vue; cette complication
est cependant rare :

Groenouw a trouvé seulement 12 cas de cette complication cités chez les auteurs : dans certains cas,
elle était bilatérale :

Silex observa un cas de décollement double, dû à
la rétinite albuminurique. Après l'accouchement, la
rétine se recolla des deux côtés, mais il restait seulement une V = 1/9, à cause d'atrophie optique et
choroïdo-rétinite.

Brecht observe également un décollement rétinien
double, avec rétinite albuminurique au sixième mois;
une semaine après l'avortement, la rétine était à sa
place aux deux yeux. La vision était 3/4 dans un œil
et 1/6 dans l'autre.

D'autres cas de guérison d'un décollement rétinien, avec rétinite unilatérale, ont été observés par
Silex, par *Wadsworth* (guérison après un accouchement prématuré) et par *Lotz* (la rétine se recolle,
mais l'œil avait été atteint auparavant d'une choroïdite et, dans ce dernier cas, la malade resta aveugle.)

La rétinite albuminurique peut également être
compliquée d'une embolie de l'artère centrale de la

rétine (voir *Groenouw*, 20 p. 112). Le pronostic de la rétinite albuminurique gravidique peut, en dehors de la complication du décollement rétinien, être aggravé par la présence d'hémorragies très étendues dans le corps vitré, ou par l'existence simultanée d'une altération du nerf optique, due à des pertes sanguines très fortes (surtout pendant ou après l'accouchement) ; enfin par la présence simultanée d'altérations de la choroïde, dues à l'albuminurie (*Magnus, Power*, cités par *Cohn* 10, p. 129).

Le traitement de la rétinite albuminurique gravidique implique surtout la question de l'opportunité de l'*interruption de la grossesse*.

Tous les auteurs sont d'accord sur l'opportunité de l'avortement, dans la rétinite albuminurique, survenant dans les six premiers mois de la grossesse, ou dans les cas de grossesse d'une femme, atteinte d'une néphrite chronique, car les chances pour l'enfant sont très minimes. Il se produit, en effet des hémorragies intra-placentaires, qui restreignent considérablement son champ d'hématose, cependant que les risques pour la vie de la mère sont très grands.

Il faut néanmoins se rendre compte que, malgré l'avortement artificiel, la vie de la mère, dans cette maladie, est gravement menacée ; de plus l'avortement artificiel ne garantit pas forcément le rétablissement de la vue. Il en est ainsi dans un cas de *Meyer* (220) où, malgré cet avortement et malgré l'amélioration de la rétinite albuminurique, des accès d'urémie survinrent et, enfin, une atrophie optique amenant une cécité complète.

Les auteurs ne sont, au contraire, pas d'accord sur la nécessité de l'accouchement prématuré, dans les cas de rétinite albuminurique après le sixième mois.

Randolph (221) et *Ayres* (222) conseillent d'attendre, et de provoquer l'avortement artificiel immédiat, seulement dans les cas où des crises d'éclampsie se manifestent.

Silex, au contraire, admet, comme d'ailleurs la plupart des cliniciens français, que le diagnostic d'une rétinite albuminurique exige l'interruption le plus tôt possible de la gravidité, ou, tout au moins, l'exposé à la femme enceinte de la gravité de la situation ; — le désir d'avoir un enfant vivant et la situation sociale de la malade iouant un grand rôle dans la conduite du médecin.

Il existe, en effet, un certain nombre d'observations, prouvant l'influence favorable de l'interruption de la gravidité sur la marche de la rétinite gravidique albuminurique ; tels les cas de *Fuerst* (cité par *Berger*, II, p. 251) de *Macnamara* et *Potter*, de de *Lapersonne* (223), *Holmes*, *Risley*, *Ryerson*, *Thompson*, *Wadsworth*, on ne peut cependant pas garantir absolument le résultat, comme nous l'avons dit précédemment.

Au point de vue prophylactique, il est indiqué, à notre avis, de *prévenir* une nouvelle grossesse pouvant amener une nouvelle albuminurie et une rétinite albuminurique.

Il est vrai qu'il existe des cas, où l'affection rénale de la gravidité ne se reproduirait pas dans la grossesse suivante (*Axenfeld*), mais il est non moins vrai que, dans d'autres cas, au contraire, cet accident se reproduit dans la grossesse ultérieure menaçant gravement et la vue et la vie de la malade. Nous citerons comme exemple le cas de *Fuerst*, où la malade survécut, à une première attaque d'albuminurie, mais son acuité visuelle diminua à la suite de la rétinite albuminurique et, lorsqu'il se produisit une nouvelle grossesse, l'albuminurie reparut ainsi que cette rétinite; la malade succomba alors à l'affection rénale.

La *grossesse même doit être déconseillée*, car il est certain que dans les cas d'affections rénales chroniques, chez les brigthiques, la grossesse est une surcharge considérable dans les fonctions du rein et, conséquemment, absolument dangereuse pour les malades.

Or, si *Groenouw* dit : « *Es ist indessen fraglich, ob eine derartige Prophylax immer notwendig ist* » qu'il est douteux que cette prophylaxie soit toujours nécessaire, nous objectons que nous ne sommes pas en état de distinguer le cas du *premier groupe* (*Axenfeld*) de ceux du 2ᵉ groupe (*Fürst*).

X

ACCOUCHEMENT

Les pupilles sont, au moment du travail, dilatées (*Raehlmann* et *Wilkowski*, 224). Ce phénomène s'observe, d'ailleurs, à la suite de l'excitation des nerfs sensitifs (trijumeau par exemple) et dans toutes les sensations douloureuses. Il est dû à l'excitation réflexe des vaso-constricteurs de l'iris. C'est avec justesse que *Schiff* avait appelé la pupille l'esthésiomètre physiologique.

L'augmentation de la tension intravasculaire, pendant le. travail, peut occasionner :

1° Des ecchymoses de la conjonctive. Sous l'influence d'efforts exagérés, au moment de la période d'expulsion, il arrive qu'il se produit des épanchements sanguins dans la cornée; ces épanchements sont parfois assez considérables pour envahir complètement les deux cornées ; ils n'altèrent en rien la vue, mais causent une douleur assez vive, analogue à celle que produit une brûlure. Ces hémorragies cornéennes n'ont rien de grave, elles disparaissent et se résorbent, en un temps plus ou moins long.

2° Des hémorragies dans le corps vitré; *Schmidt-Rimpler* (10, p. 523), mentionne un cas, où une telle hémorragie, développée dans un œil, occasionna une diminution de la vision au 1/5.

3° Des hémorragies dans l'orbite ; *Boehm* (225) a publié une observation d'une exophtalmie unilatérale, due à cette hémorragie avec cécité de l'œil correspondant. L'exophtalmie disparut peu à peu, mais la vision resta faible et une atrophie de la papille optique se produisit.

4° Il peut survenir, pendant le travail, une exophtalmie pulsatile (voir *Sattler*, 196).

Un certain nombre de cas d'amblyopie ou d'amaurose passagères, apparues pendant le travail, sont dus à l'hystérie traumatique. De tels cas sont publiés par *Ringland, Ullersperger, Sichel* (cité par *Cohn*, 10, p. 116) et attribués par *Cohn* à la stase veineuse ; *Königstein* (226) a observé un cas, où l'amaurose s'est développée au commencement du travail et a disparu après quelques jours ; il a voulu l'expliquer par une ischémie rétinienne, accompagnant la contraction de l'utérus. L'examen ophtalmoscopique de son cas et du cas analogue de *Matisson*, n'a fait reconnaître rien d'anormal et il n'y avait pas d'albumine dans l'urine.

Un cas de *Cunier* (cité par *Cohn*, p. 183) est peut-être aussi d'origine hystérique : chez une primipare très nerveuse sans albuminurie, l'accouchement se fit normalement, mais fut suivi immédiatement après de convulsions, de pertes de connaissance pendant une heure, avec au réveil, amaurose, ecchymose de la conjonctive. Le rétablissement de la vue survint au sixième jour.

Une amaurose urémique peut se manifester, seulement pendant l'accouchement en accompagnant ou non d'accès d'éclampsie. De tels cas sont publiés par *Grève* (226, a), *Weber* (227) et *Hirschler* (228). Celui de *Hirschler* est très intéressant, parce que l'amaurose urémique, qui dura une quinzaine de jours, fut suivie d'une très forte hyperesthésie rétinienne persistant huit mois.

L. *Knapp* (229) a publié une observation très instructive, concernant une primipare qui, pendant un accouchement provoqué, fut prise d'éclampsie avec perte de connaissance ; au réveil elle était atteinte d'une hémianopie homonyme, qui disparut dès le lendemain. Cette observation confirme la localisation corticale de certains cas d'amaurose urémique.

L'accouchement peut également occasionner des troubles oculaires à la suite d'une infection (septicémie, pyohémie) ou à la suite de pertes sanguines très abondantes ; il offre, enfin, nous le verrons, des dangers pour l'œil de l'enfant.

XI

AFFECTIONS SEPTIQUES DU GLOBE OCULAIRE, D'ORIGINE GÉNITALE

Les affections septiques du globe oculaire (métastases) peuvent se développer à la suite d'une affection de la matrice (endométrite), d'une opération pratiquée dans la sphère génitale, ou bien de l'infection puerpérale. Il s'agit, dans la plupart des cas, et c'est logique, à la suite des opérations, d'une infection staphylococcique, tandis que l'on trouve les streptocoques dans l'infection puerpérale, etc.

L'*iritis* ou *l'irido-choroïdite* septiques ont été, quelquefois, observés à la suite d'une endométrite chronique. Les cas probants ne sont pas nombreux. Nous ne pouvons pas partager l'avis de *Terrien*, qui dit (21, p. 1072), à l'occasion d'irido-choroïdite menstruelle ; « les cas publiés à l'heure actuelle ne se comptent plus ».

De Wecker (230) a observé un cas d'iritis, qui ne guérit qu'après la guérison d'une endométrite.

Nous avons également observé un cas d'iritis plastique, que nous expliquons par l'affection génitale (endométrite).

Ce rapport nous semble surtout très vraisemblable par les aggravations de l'iritis, survenues au moment des époques menstruelles.

OBSERVATION 74. — Mme P..., quarante-trois ans, était soignée par le Dr Vialle, pour hystérie. Elle attribue sa maladie à une émotion de la guerre de 1870. Elle a deux enfants bien portants de vingt et de quatorze ans; et depuis douze ans, elle souffre d'une endométrite.

Depuis mai 1890, iritis adhésive de l'œil gauche; traitement. : injection hypodermique de pilocarpine et atropine en collyre. On ne réussit pas à rompre toutes les adhérences de l'iris. Le traitement continue jusqu'en novembre 1890.

En mai 1894, de nouveau consultation : Mme P... se plaint d'une rechute de l'iritis de l'œil gauche; l'affection s'aggrave pendant chaque époque menstruelle.

Parmi les cas d'iritis plastique, d'origine utérine il faut peut-être compter encore les observations de *Michel*, *Despagnet* et *Duboys de Lavigerie* (voir *Berger*, 12, p. 253).

Vignes et *Bataud* (231) ont observé un cas d'irido-choroïdite plastique, qui ne guérit qu'après la guérison d'une endométrite. L'irido-choroïdite s'est manifestée, d'abord, du côté droit et, seulement un certain temps après, du côté gauche; elle fut réfractaire au traitement local et s'aggrava à chaque époque menstruelle. Le curettage de la matrice et les lavages de cet organe amenèrent une amélioration de la vision qui de 1/5 montait à 3/5.

Abadie (232) décrit un cas d'irido-choroïdite, qui s'est développé chez une femme atteinte d'une ulcération du col de la matrice.

Des affections graves (ophtalmie métastatique) d'origine utérine, abstraction faite de la fièvre puerpérale, sont rares. *Axenfeld* (233) les a réunis dans son travail, il avoue d'ailleurs, lui-même, que ces cas ne sont pas bien clairs ; par exemple un cas de *Bayer*, où, après une exploration digitale d'un carcinome du col avec salpingite double, se développa une ophtalmie métastatique double, qui s'est terminée par la mort.

Nous avons également observé un cas d'iridochoroïdite bilatérale, qui a son origine dans la matrice.

OBSERVATION 2314. — Mme R..., trente-six ans, taille moyenne, nous fut présentée par son mari, médecin à Vienne, pas de syphilis.

Il y a quatre ans, il s'est développé, chez elle, une *irido-choroïdite double*, dont l'origine fut longtemps douteuse. Le seul traitement qui eut provoqué une amélioration fut des frictions mercurielles.

On crut, d'abord, à une influenza légère, avec une infection secondaire, ayant son point de départ dans les cavités voisines du nez. Cependant, on ne put jamais trouver quoi que ce soit d'anormal dans ces cavités. Maintenant il est prouvé que l'affection septique de l'organe visuel a son point de départ dans l'*utérus* qui présente d'après le professeur *Chrobak* une légère *déviation*, car il y a toujours une aggravation de la maladie oculaire au moment des *époques menstruelles*. La vision de l'œil droit est perdue, celle de l'œil gauche est 1/35.

Terrien (21, p. 1073) relate le cas d'une femme souffrant, depuis plusieurs années, de leucorrhée ; une infection streptococcique, partie de la muqueuse utérine entraîna une arthrite suppurée du même côté ; la mort survint quinze jours après par généralisation de l'infection ; l'œil droit était atteint d'une ophtalmie streptococcique.

Veillon et *Morax* (234) ont publié un cas semblable.

Dans quelques cas, l'ophtalmie métastatique s'est développée, à la suite d'une opération exécutée sur les organes génitaux.

Foerster (3 p. 183) en observa deux cas, dont un où l'ophtalmie métastatique unilatérale survint à la suite d'une extirpation de l'hymen, à cause de kolpite, l'autre à la suite d'une amputation de la portion cervicale de la matrice. Les malades guérirent, mais la vue des yeux atteints se perdit.

Exceptionnellement, on observe une irido-choroïdite, se développant à la suite d'une infection utérine, sans qu'il y ait une altération cliniquement appréciable de la muqueuse (voir notre observation 2544).

Valude (235) relate un cas où, chez une femme de quarante-six ans, à la suite d'une hémorragie utérine très abondante, apparut une irido-choroïdite de l'œil gauche, celui-ci perdit sa fonction. L'utérus peut probablement être, dans certains cas, la source d'une infection cryptogénétique.

L'iritis et l'irido-choroïdite métastatiques chroniques d'origine utérine sont des inflammations chroniques du tractus uvéal, caractérisées par la présence d'exsudation plastique. Elles ne diffèrent en rien de l'iritis et de l'irido-choroïdite plastiques, que l'on observe, à la suite d'autres affections purulentes, rhinites, sinusites, etc.

L'ophtalmie métastatique septique aiguë d'origine utérine est une irido-choroïdite purulente, identique à celle de la fièvre puerpérale. Le pronostic est surtout très incertain, dans les cas où cette affection est bilatérale.

L'organe visuel peut être atteint, dans la fièvre puerpérale : 1° par une rétinite septique ; 2° par une ophtalmie métastatique.

A. — RÉTINITE SEPTIQUE

La *rétinite septique*, décrite par *Roth*, se manifeste, à l'ophtalmoscope, par la présence d'hémorragies plus ou moins étendues, que l'on relève surtout près des vaisseaux rétiniens, en particulier des grandes veines ; quelquefois les hémorragies siègent en avant de la rétine ; dans la plupart des cas, elles sont dans la couche des fibres nerveuses.

La papille optique est, dans cette rétinite, généralement normale ; exceptionnellement les limites de la papille sont effacées. En dehors des hémorragies, existent des plaques blanchâtres, surtout dans le pourtour de la papille et de la macula lutea.

Les troubles oculaires, que cette rétinite occasionne, ne sont pas très prononcés ; d'ailleurs, la grande prostration des malades ne permet pas un examen approfondi de la vision.

Cette rétinite est bi ou uni-latérale. Quelquefois existe, d'un côté, cette rétinite, de l'autre, au contraire, une ophtalmie métastatique.

L'apparition de la rétinite peut se manifester très tôt (cinq jours dans un cas de *Gimurto*) après l'accouchement, dans d'autres cas très tard (vingt-trois jours) après ce dernier.

La marche de l'affection est lente. La lésion peut complètement guérir.

Le diagnostic différentiel n'est seulement possible

que par l'étude de l'état général. Les altérations
rétiniennes ne sont, en effet, nullement caractéristiques.

Le pronostic de l'affection pour la vie n'est pas si
mauvais, qu'on le croyait, d'après les premières
communications faites sur cette rétinite (*Roth,
Litten*). On admettait également que cette rétinite
indiquait toujours l'établissement d'une endocardite ;
mais on sait maintenant, qu'elle peut exister, sans
cette dernière.

Herrnheiser (236), qui a très bien étudié cette
rétinite, a relevé, sur 16 malades atteintes de rétinite septique : 5 cas de mort et 11 cas de guérison.
Dans des cas défavorables, la mort peut survenir
quelques heures ou seulement plusieurs semaines
(trois à sept), après l'apparition de cette rétinite.

L'examen anatomique a prouvé que les altérations
de la rétinite septique consistent en hémorragies
et en dégénérescences variqueuses des fibres optiques;
à ces dernières altérations sont dues les plaques
blanchâtres, que l'on expliquait auparavant par une
nécrose circonscrite du tissu rétinien.

Herrnheiser admet, avec *Roth* et *Ischreyt*, que
cette rétinite est due à l'action des toxines, tandis
que *Litten, Leber, Kahler* et *Wagenmann* pensent
qu'elle était due à l'embolie microbienne.

Axenfeld considérait comme évidente la nature
toxique de la rétinite septique, qui d'ailleurs n'est
pas une inflammation de la rétine, et c'est avec
raison que *Herrnheiser* proposa de la dénommer
« altération septique de la rétine », mais il croit
qu'exceptionnellement cette affection pourrait être

provoquée par les amas de microbes pyogènes d'une virulence atténuée.

Herrnheiser a prouvé que, dans le cas de rétinite septique, où les examens anatomo-pathologiques avaient montré la présence d'embolies microbiennes; il s'agissait d'une ophtalmie métastatique commençante. En effet, au début, cette dernière affection peut se présenter sous l'aspect clinique d'une rétinite septique qui, d'ailleurs, en quelques heures se transforme en choroïdite septique. Si la mort arrive avant cette progression de l'affection, on retrouve l'aspect d'une rétinite septique avec embolie microbienne.

Une embolie non microbienne de l'artère centrale de la rétine fut observée par *Snell* (237) dans un cas de fièvre puerpérale. La malade guérit, mais l'œil resta aveugle.

B. — Ophtalmie métastatique

L'ophtalmie métastatique, dans la fièvre puerpérale, devient heureusement de plus en plus rare. Cette fièvre, grâce aux précautions de l'antisepsie, n'existe plus dans les statistiques des cliniques d'accouchements que dans la proportion de 0,2 à 0,6 p. 100.

Cette ophtalmie ne se distingue en rien d'une ophtalmie métastatique d'origine différente.

L'affection se manifeste, d'abord, par des troubles de la vue, qui rapidement, en vingt-quatre heures, s'aggravent et produisent la cécité. Rarement il y a des douleurs dès le début; elles surviennent, dans la plupart des cas, seulement après quelques heures, ou même quelques jours ; elles peuvent, exceptionnellement, manquer complètement (voir *Groenouw*, 20, p. 498.)

Le début de l'affection a été rarement observé ; il consiste dans l'apparition, dans la rétine, de petites hémorragies et de plaques blanc jaunâtre, veines rétiniennes dilatées, troubles dans le corps vitré.

Les plaques s'agrandissent et apparaissent même au milieu des hémorragies ; les troubles du corps vitré augmentent et au bout de un ou deux jours, l'examen ophtalmoscopique devient impossible.

Ensuite, apparaissent le gonflement des paupières et de la conjonctive ; la cornée devient trouble, il y a du pus dans la chambre antérieure de l'œil ; il existe une iritis séro-purulente, avec des adhérences au cristallin (synéchies postérieures), il y a, en même temps, une infiltration du tissu rétro-bulbaire qui occasionne une exophtalmie. La conjonctive gonflée forme, enfin, un bourrelet autour de la cornée opaque, le corps vitré est rempli de pus, ce dernier perce à travers la sclérotique, ou bien à travers la cornée, la scène se termine par l'atrophie du globe.

On n'observe pas, dans la fièvre puerpérale, d'atrophie du globe sans rupture de ses membranes. On explique ce fait par la grande virulence du streptocoque.

Panas (238) a observé, en effet, seulement un cas de panophtalmie streptococcique dû à une infection chirurgicale où l'atrophie du globe se produisit sans rupture des membranes. Vraisemblablement, il s'agissait, dans son cas, de streptocoques d'une virulence atténuée.

L'ophtalmie métastatique est provoquée par des embolies septiques dans la rétine ou la choroïde, ou dans ces deux membranes à la fois. Ces embolies sont capillaires. Quelquefois cependant, lorsqu'il existe une endocardite ulcéreuse il pourrait y avoir une embolie de l'artère centrale de la rétine avec ophtalmie consécutive (*Schmidt-Rimpler* 19, p. 464).

Exceptionnellement le processus peut débuter dans les membranes externes de l'œil.

Feuer (239) a observé un cas de fièvre puerpérale, où deux abcès se formaient sous la conjonctive. L'un semblait être situé dans la sclérotique. Il fut ouvert. Le processus se propagea ensuite vers le corps vitré et amena l'atrophie du globe. Il est possible qu'il s'agisse, dans ce cas, d'une infection exogène.

Le globe atrophié ne provoque que rarement des douleurs et n'entraîne qu'exceptionnellement une affection sympathique de l'autre œil. Nous avons observé seulement un cas, où le globe, atrophié dans une fièvre puerpérale, à l'âge de vingt-cinq ans, a dû être énucléé à cause de phénomènes sympathiques de l'autre œil, survenus vingt-six ans après.

Axenfeld évalue la fréquence de l'ophtalmie sympathique, dans l'atrophie du globe due à l'ophtalmie métastatique au 1,3 p. 100 des cas.

D'après la statistique d'*Axenfeld* et de *Groenouw*, l'ophtalmie métastatique est, dans la plupart des cas, d'origine puerpérale. Le fait s'explique par la présence d'une endocardite ulcéreuse et la formation de thromboses infectieuses pendant la puerpéra-

lité. La plupart des malades étaient des multipares
(II pares, III pares, IV pares) leur âge était, en
moyenne, de trente-trois ans; la plus jeune avait
vingt-cinq ans.

L'ophtalmie se manifeste dans la première, la
deuxième, exceptionnellement plus tard jusqu'à la
septième semaine de la fièvre puerpérale. Les cas
d'apparition précoce de l'ophtalmie ne comportent
pas un pronostic plus sérieux pour la vie, que ceux
où cette apparition est tardive. La durée, entre le
début de la fièvre puerpérale et la mort, était de cinq
à cinquante-huit jours; en moyenne de vingt et un
jours. L'intervalle entre l'apparition de l'ophtalmie
et la mort était, en moyenne, de neuf jours. L'ophtalmie était, sur 69 cas, 42 fois unilatérale, 27 fois
bilatérale.

L'ophtalmie se manifestait à peu près en même
temps aux deux yeux, ou bien il s'écoulait entre
l'apparition de l'affection au deuxième œil un laps
de temps de seulement deux à. trois jours ; exceptionnellement il était plus long : dans un cas six
jours, un cas douze jours, un cas vingt-deux jours.

Le pronostic pour la vie est le même, que l'intervalle entre l'apparition de l'ophtalmie dans l'un et
l'autre œil, ait été court ou long. Ce pronostic est
très grave pour tous les cas d'ophtalmie bilatérale ;
sur 27 cas, il y a seulement 4 cas de survie. La mort
survient, un à quatorze jours (en moyenne six jours),
après l'apparition de l'ophtalmie du second œil.

Le pronostic pour la vie des cas d'ophtalmie unilatérale est plus favorable. Il y a, en effet, d'après

Axenfeld 66 p. 100, d'après *Groenouw* seulement 58 p. 100 de morts.

L'existence simultanée d'une endocardite aggrave le pronostic; cette endocardite existait dans la moitié des cas, qui se terminèrent par la mort.

Dans un seul cas de *Kriz* (240), la guérison eut lieu, malgré la présence simultanée d'une ophtalmie métastatique et d'une endocardite.

Les métastases dans d'autres organes sont fréquentes, dans les cas d'ophtalmie métastatique double ; on les rencontre seulement dans la moitié des cas d'ophtalmie métastatique unilatérale.

Malgré leur présence, il se peut que la malade guérisse. Citons comme exemple un cas de *Hofmokel* (rapporté par *Berger*, 11, p. 301), où une fièvre puerpérale occasionna une pneumonie bilatérale, une métastase dans l'articulation du genou avec œdème de l'extrémité correspondante et une ophtalmie métastatique.

Hofmokel, après avoir fait l'énucléation du globe malade et donné issue au pus du genou par une incision, fixa la jambe dans un appareil plâtré ; la malade guérit complètement.

Le pronostic pour la vue de l'œil atteint est très défavorable.

Les cas, où une irido-choroïdite purulente au début put être enrayée sont extrêmement rares. Nous ne trouvons dans la littérature qu'un seul cas, décrit par *Colomb* et *Müller* (240, *a*), où une ophtalmie métastatique traitée au début par le mercure s'est terminée par la conservation d'une vision permettant de compter les doigts à 3 mètres.

Ce champ visuel était fortement rétréci, et il existait un scotome central très irrégulier.

On a quelquefois observé des cas de phlegmon orbitaire métastatique, dans la fièvre puerpérale (*Rosas*, 241, *Strezeminsky*, 242). Ce phlegmon ne diffère en rien des autres.

Il faut encore mentionner un cas de *Gonzalez* (243) d'une paralysie unilatérale de la pupille (mydriase paralytique) et de l'accommodation, que cet auteur a observé à la suite d'une légère infection puerpérale ; il explique ces symptômes par une névrite infectieuse des nerfs ciliaires courts. Il est toujours difficile de se prononcer sur un fait isolé.

Il faut encore noter, parmi les affections septiques de l'organe visuel, la gangrène des paupières, due à une embolie septique. *Milvalsky (Klin. Monatsbl. f. Augenheilk*, 1893, p. 18) décrit un cas, où cette gangrène se manifesta dans les quatre paupières chez une femme de soixante-dix-sept ans, atteinte d'une endométrite purulente ; la mort survint par septicémie.

XII

TROUBLES OCULAIRES A LA SUITE D'HÉMORRAGIES UTÉRINES

Les pertes sanguines peuvent entraîner des troubles oculaires :

1° Troubles visuels, dus à l'affaiblissement général. Il faut surtout noter la diminution de l'amplitude de l'accommodation, que *Jacobson* a observée à la suite de pertes sanguines. Cet auteur attribue la fatigue, qu'éprouvent parfois les nouvelles accouchées pendant la lecture, à cette cause.

2° Des troubles visuels graves, amblyopie ou amaurose transitoires ou persistantes.

On a réuni sous le même cadre des altérations évidemment de natures très différentes. Nous allons essayer de les classer, selon l'état actuel de nos connaissances.

Arlt avait admis que, parmi les pertes sanguines, les métrorragies occasionneraient le plus fréquemment des troubles visuels; *Foerster*, au contraire, observa le plus fréquemment des troubles dans les hémorragies de l'estomac.

La statistique de *Fries* (2), donne les chiffres suivants :

Hémorragie du tractus digestif. 36 p. 100
Hémorragies utérines. . . . . 25 —
Saignées. . . . . 25 —
Épistaxis. . . . . 7 —
Différentes autres causes . . . 7 —

Quelquefois il existe en même temps des hémorragies, en différents organes à la fois. Ainsi, par exemple, dans un cas d'*Abadie* (244) il y avait à la fois épistaxis et pertes sanguines menstruelles. Ce cas se termina par la cécité.

Les troubles oculaires sont très variés. Dans un certain nombre de cas, il y a, après une perte sanguine abondante, une syncope, et les malades remarquent au réveil qu'ils ne voient pas.

Nous avons observé nous-mêmes un exemple bien intéressant :

Il s'agit d'une malade, âgée de vingt ans, opérée par un confrère, chez laquelle se produit le jour d'une ablation du col de la matrice, à quatre heures du soir, une hémorragie très forte. La malade était en syncope. Elle ne revient à elle seulement vers six heures et demie. Elle dit ne rien voir, et ne distinguer pas même la direction de la lampe. La malade était d'une pâleur extrême; pupilles dilatées, sans réaction lumineuse. On pratiqua, à onze heures du soir, une injection de sérum. Le lendemain, la vue s'était rétablie, les forces reprirent peu à peu et la malade guérit sans trouble visuel.

L'amaurose se développe, d'ailleurs, seulement dans les 25 p. 100 des cas, pendant l'hémorragie utérine ou immédiatement après cette dernière; il se passe, généralement, un certain temps entre la métrorragie et les troubles visuels, temps qui peut varier de quelques heures jusqu'à vingt et un jours, d'après la statistique de *Chevallereau* (245).

La durée de la cécité est de quinze minutes, quelques heures, un jour, fréquemment de quelques jours, semaines ou mois. On évalue que dans un cinquième des cas seulement, la vision se rétablit, elle s'améliore remarquablement dans un tiers des cas, et dans la moitié des cas il n'y a pas amélioration.

Les améliorations peuvent même encore survenir, si l'amaurose a existé pendant plusieurs jours.

L'amaurose est généralement bilatérale, elle peut se développer simultanément aux deux yeux, ou bien, dans un court intervalle, les frapper, l'un après l'autre. Les cas d'affection unilatérale sont rares (d'après *Groenouw*, seulement dans les 10 à 15 p. 100 des cas): L'amaurose survient, le plus souvent, à la suite d'une perte sanguine très abondante ou bien d'une série de métrorragies. Parfois, des séries d'hémorragies très fortes ne provoquent pas des troubles oculaires et, un jour donné, après une nouvelle métrorragie survient l'amaurose.

Il se peut, qu'après chaque perte sanguine importante, il s'établisse une amaurose qui disparait, et revient après chaque nouvelle métrorragie; ou bien une amblyopie qui, elle aussi s'aggrave après chaque nouvelle métrorragie (*Hutchinson*).

Il arrive également qu'on constate une amblyopie après une première métrorragie, tandis que les répétitions de cette métrorragie n'ont aucune nouvelle influence sur la vision (observ. *Uhthoff*, relatée par *Groenouw*, 20, p. 304).

Par contre, dans un certain nombre de cas, des troubles visuels, se développent, bien que les pertes sanguines soient peu abondantes.

On constate, à l'examen des malades, que les pupilles sont dilatées et sans réaction lumineuse. A l'ophtalmoscope, parfois on ne relève aucune anomalie (*Leber*) ; ou bien il existe une dilatation des veines et hémorragies rétiniennes; ou bien encore au début, un léger trouble de la papille, des hémorragies péripapillaires, et un trouble blanchâtre très étendu dans la rétine (œdème rétinien *Sweet*).

Cette altération peut se terminer par une atrophie des papilles optiques, qui est totale, ou partielle (*Kries*). Il peut même exister, malgré cette atrophie, une assez bonne acuité visuelle. Mais dans la plupart des cas, l'atrophie est accompagnée d'une cécité complète.

Nous avons observé un fait de ce genre, identique à celui qui fut publié par *Chevallereau* (245).

OBSERVATION 2423. — Mme M..., trente-huit ans, petite et cachectique.

a. h. rien de particulier à noter.

a. p. réglée à dix ans, cessation de règles à dix-sept ans pendant un an (?), a eu cinq enfants bien portants, et quatre fausses couches. Syphilis en 1900, traitée par des injections.

Dernière fausse couche le 5 janvier 1902. Depuis lors métrorragies. Elle attribue ces dernières au travail de la machine à coudre. Du 1er jusqu'au 15 octobre 1902, forte métrorragies; le 18 octobre cécité de l'œil gauche, qui s'est développée très rapidement de 9 à 10 heures du matin; le 19 octobre, cécité de l'œil droit, dont elle s'est aperçue au réveil.

Le médecin traitant essaie d'abord de la phénacétine contre les maux de tête; à l'intérieur, quinine. On la fit coucher sur le dos et on lui donna des injections utérines très chaudes. Nous l'avons vue seulement plusieurs mois après la cécité.

Pupilles dilatées sans réaction lumineuse. Vision $= 0$. Nystagmus. A l'ophtalmoscope : atrophie des papilles optiques, vaisseaux rétrécis, surtout les artères.

Un cas analogue a été publié dernièrement par *Gallemaerts* (245, *a*).

On a observé, dans quelques cas exceptionnels, une névrite optique et même une stase papillaire ou une neuro-rétinite (*Neuburger*, 246) ; malgré cette dernière altération, la vision centrale n'était que peu affaiblie, mais il existait, alors, un scotome para-central.

Enfin, *Uhlhoff* (247) a observé deux cas où il existait une névrite rétrobulbaire avec scotome central.

Neuburger a relevé, dans son fait, des symptômes concomitants très intéressants; il existait une paralysie bilatérale de l'oculomoteur externe; et le médecin traitant avait constaté une ptosis transitoire, des troubles, dans les régions animées par le trijumeau, l'hypoglosse et l'accessoire.

L'affection des nerfs optiques peut se terminer par une cécité bilatérale ou bien par une cécité unilatérale et une amblyopie de l'autre œil ; ou bien par une diminution de la vision et un rétrécissement du champ visuel.

Chevallereau a publié une statistique des cas de métrorragies qui ont occasionné une atrophie des nerfs optiques.

Ces hémorragies utérines se répartissent ainsi :

Accouchements à terme. . . .	9 cas
Avortements.	10 cas
Pertes utérines sans grossesse .	8 cas
Fibrome utérin.	1 cas

Il est exceptionnel, même dans les cas guéris, qu'il n'existe pas un rétrécissement du champ visuel. (*Hirschberg* 248).

Même dans les cas, où la vision centrale se rétablit, il peut y avoir des anomalies : diminution du sens des couleurs, (*Kurt Singer* 249), ou bien, à la fois, une diminution de la vision centrale et un rétrécissement assez irrégulier du champ visuel.

Ce rétrécissement est tantôt concentrique, tantôt seulement limité à un cadran ou une moitié de champ visuel ; il existe parfois un scotome central absolu ou bien un scotome central seulement pour les couleurs.

L'examen anatomo-pathologique n'a été fait que dans trois cas (*Hirschberg, Ziegler, Raehlmann*).

On a constaté une dégénérescence des fibres optiques (*Ziegler*), un œdème de la papille optique et de la rétine et une endartérite, avec rétrécissement du calibre des vaisseaux.

La physiologie pathologique de l'affection du nerf optique à la suite de pertes sanguines a été très fortement discutée.

De Graefe et *Leber* admirent une hémorragie dans la gaine des nerfs optiques, hypothèse qui semblait confirmée par les cas, où il existait une névrite optique ou une stase papillaire; cependant l'examen anatomo-pathologique prouva que cette hémorragie n'existait pas.

Samelsohn émit l'hypothèse que les pertes sanguines entraînent une anémie cérébrale qui, par action *ex vacuo*, amènerait un apport de liquide lymphatique intra-cérébral. Mais plus tard, la quantité sanguine des vaisseaux cérébraux redeviendrait normale et il en résulterait un refoulement du liquide cérébro-spinal dans les gaines lymphatiques du nerf optique, ce qui provoquerait l'atrophie du nerf optique.

Theobald incrimine, comme cause des troubles visuels, une thrombose de l'artère centrale de la rétine et *Ulrich* une stase veineuse dans cette membrane.

A. Terson (250) et *Chevallereau* admettent que l'amaurose est due à une ischémie rétinienne.

A notre avis, il s'agit d'affections bien différentes :

1° Les amauroses transitoires, avec rétablissement rapide en quelques heures, et complet de la vision, sont dues à une anémie rétinenne, qui peut persister plus longtemps que l'anémie cérébrale (syncope) consécutive avec pertes sanguines.

2° Les troubles oculaires tardifs sont dus à une auto-intoxication (*Berger* 11, p. 233). Vu le rôle important, que joue la circulation sanguine dans l'élimination des produits d'échange, la diminution de la quantité du sang peut peut-être entraîner l'accumulation des produits toxiques dans l'organisme et causer des auto-intoxications. Il nous semble très justifié d'admettre cette auto-intoxication, qui se manifeste par une névrite toxique du nerf optique et, quelquefois aussi, par une névrite analogue d'autres nerfs : oculo-moteur-externe, trijumeau, hypoglosse, etc. La production de cette névrite est favorisée par la coexistence des troubles de la circulation générale et de l'intoxication résultant de la présence de déchets accumulés dans l'organisme. Les cas de scotome central parlent également en faveur de la théorie toxique.

Les sujets chez lesquelles cette amaurose ou amblyopie se manifeste, ont été toutes déjà atteintes d'une affection générale avant la métrorragie. En effet, on n'observe jamais ces amauroses chez des malades, qui subissent de fortes pertes sanguines, à la suite d'une opération chirurgicale.

Il est probable qu'une toxhémie préexistait dans les cas qui nous occupent, toxhémie qu'aggravent des métrorragies.

La théorie toxique seule permet d'interpréter la genèse des phénomènes que nous étudions. En effet, la théorie de l'ischémie rétinienne ne saurait expliquer ni le scotome central, ni les altérations inflammatoires du nerf optique et d'autres nerfs cérébraux, observés par exemple dans le cas de *Neuburger*.

Les cas où l'amaurose, survenue après une métrorragie foudroyante a persisté et où l'ophtalmoscope a montré des altérations inflammatoires, s'explique par ce fait : que l'amaurose était au début due à l'anémie rétinienne, et qu'il s'est développé ensuite une affection toxique du nerf optique.

Notre hypothèse explique les cas, où plusieurs amauroses transitoires surviennent, sans entraîner des troubles visuels stables, tandis que, dans d'autres faits, chaque nouvelle métrorragie provoque une nouvelle toxhémie et une nouvelle aggravation de l'affection toxhémique du nerf optique.

3° Il y a encore une troisième catégorie d'amaurose, survenue après des pertes sanguines : c'est celle, où les pertes sanguines sont peu importantes. On ne peut les expliquer, ni par l'ischémie, ni par une auto-intoxication, ni par diminution de la quantité sanguine.

Nous croyons qu'il faut rattacher ces cas à l'infection, sur laquelle le professeur *de Lapersonne* a eu le très grand mérite d'attirer l'attention (voir *Terrien*, 21, p. 1074 et *Assicot*, 251).

4° Les thromboses vasculaires jouent probablement un certain rôle dans la pathogénie de quelques cas.

Exceptionnellement, on a observé une hémianopie homonyme, survenue à la suite d'une métrorragie.

Chevallereau (252) a observé deux cas de ce genre.

Amos (253) en a publié un autre très intéressant : une femme atteinte d'un fibrome utérin, fut frappée d'une hémianopie homonyme qui s'est manifestée subitement, à la suite d'une métrorragie abondante, une hystérectomie totale, exécutée peu de temps après, fut suivie d'une amaurose complète. *Chevallereau*, explique les cas d'hémianopie homonyme par des thromboses vasculaires.

Le traitement des troubles oculaires survenus à la suite des métrorragies n'a pas encore trouvé, chez les auteurs, l'attention qu'il mérite. *Grœnouw* (20, p. 309) dit que le traitement a peu d'influence sur la marche de l'affection. Il ne mentionne comme ayant donné de bons résultats que le fer et les fortifiants ainsi que la strychnine.

On a tenté d'augmenter la quantité du sang dans les vaisseaux rétiniens en diminuant la pression intra-oculaire par l'iridectomie ou la ponction de la chambre antérieure de l'œil; mais jusqu'ici ces tentatives n'ont pas abouti et nous croyons avec *Groenouw*, qu'il convient de les abandonner.

Nous avons, déjà en 1892, recommandé, lorsque l'amaurose a fait son apparition, de maintenir la tête basse, d'augmenter la quantité du sang dans la rétine, en enveloppant de temps en temps les extrémités avec la bande d'*Esmarch* et de se servir d'injections hypodermiques du sang, défibriné par la méthode de *Ziemssen*.

C'est à la suite de ces idées et dans la même pensée que furent pratiquées les injections hypodermiques de sérum dans un cas d'amaurose, que nous avons observé en 1896, voir p. 173.

A *Terson* (259) revient le mérite d'avoir attiré l'attention sur le rôle des injections de sérum et d'avoir montré qu'il fallait faire des injections hypodermiques de sérum artificiel le plus tôt possible après l'apparition de l'amaurose. Il a bien dit qu'il fallait dès *le début de l'obnubilation,* pratiquer, tout de suite, une abondante injection de sérum artificiel.

Quelle que soit la pathogénie qu'on adopte, qu'il s'agisse, et suivant les cas foudroyants ou tardifs, de lésions vasculaires passagères, non infectieuses, ou d'un élément toxique, ou infectieux, *avant tout*, il faut remonter la pression artérielle, tout en faisant le lavage du sang.

A. Terson s'étonne que, malgré ses bons conseils déjà donnés en 1897, dans le *journal des Praticiens* il ait eu encore l'occasion d'observer des cas où l'atrophie optique partielle avait suivi l'hémorragie surtout utérine, et où il était déjà trop tard pour faire rien d'utile.

« Les médecins traitants ne paraissent pas toujours au courant de l'origine du mal dont nous faisons le diagnostic rétrospectif. »

Ces conseils sont sages et nous y insistons.

Il nous semble intéressant de reproduire une observation du *Dr Poinot (du Vaudreuil)* qui fut communiquée par *A. Terson*. Elle prouve, comme notre observation, le bon effet des injections de sérum.

OBSERVATION DU Dr POINOT. — Femme accouchée depuis quelques heures, mais chez qui la délivrance doit être faite artificiellement.

Au cours de cette manœuvre, une hémorragie considérable se produit. Une syncope a eu lieu. Quand la malade revient à elle, elle se plaint de ne plus voir les objets. A peine peut-elle reconnaître la lumière d'une lampe, qu'on lui passe devant les yeux. Notre confrère fait alors, surtout pour lutter contre la gravité de l'état général, une injection abondante d'une solution à 7 pour mille.

Dès le lendemain la malade avait la vue nettement rétablie.

Donc les praticiens feraient bien dans les cas de métrorragies graves, même lorsque le danger d'hémorragie est conjuré, de ne pas attendre l'apparition de troubles visuels et de faire le plus tôt possible des injections hypodermiques de sérum artificiel *pour prévenir* l'apparition des symptômes d'auto-intoxication et particulièrement de l'affection des nerfs optiques. Il y a là un point de pratique important à relever; les gynécologues et accoucheurs utilisent couramment les injections de sérum pour lutter contre l'hémorragie, mais bien souvent lorsque celle-ci est arrêtée; ils s'en tiennent là. Ce n'est pas suffisant, comme nous venons de le montrer.

XIII

DANGERS DE L'ACCOUCHEMENT POUR L'ŒIL DE L'ENFANT

L'accouchement présente des dangers pour l'œil de l'enfant. Ce dernier est, en effet, exposé à *l'infection* dans son passage à travers le canal utéro-vaginal.

On connaît seulement quelques cas rares, où l'infection de l'œil de l'enfant eut lieu avant la naissance :

Magnus (255) rapporte un cas d'ophthalmo-blennorrée de nouveau-né avec participation de la cornée ; l'infection s'était faite dans l'utérus. L'enfant fut examiné par lui, cinq heures après la naissance.

Nieden (256) a communiqué le cas très intéressant d'une conjonctivite blennorragique des nouveau-nés, d'origine amniotique chez un enfant. Cette conjonctivite s'est manifestée vingt-quatre heures après la naissance, mais on ne constata pas de gonocoques dans la sécrétion conjonctivale.

Bellouard (257) cite également quelques observations d'une apparition précoce de l'ophtalmie purulente chez les nouveau-nés.

Parischeff (258) relate le cas d'une conjonctivite

blennorragique des nouveau-nés précoce, observé à la clinique du professeur *Lebedieff*.

Armaignac (259) a observé une ophtalmo-blennorrée des nouveau-nés congénitale ; la poche d'eau était seulement rompue depuis quelques heures. Cet auteur, qui a étudié à fond la question de la conjonctivite blennorragique congénitale, admet que les gonocoques peuvent se rendre dans l'amnios à travers les parois de l'œuf sans passer par l'utérus.

Cette hypothèse est encore bien discutable. Cependant, il y a des cas, où l'on ne doute pas que l'infection de la conjonctive ne s'est produite avant la rupture de la poche d'eau, car une conjonctivite précoce se produit. *Gasparini* (*Annali di Ottalmol.* XXIII, p. 975), observa également un cas de conjonctivite à pneumocoques, quelques heures après la naissance.

Morax (260) qui a étudié, au point de vue bactériologique, l'ophtalmie du nouveau-né conclut que la moitié seulement des cas de cette ophtalmie est due à l'infection gonococcique. *Brewerton* (The Lancet, 11 avril 1903) dans une statistique sur cette ophtalmie, est arrivé à peu près au même chiffre.

Parmi les ophtalmies, qui débutent pendant les huit premiers jours, ou après ce délai et pour lesquelles on peut toujours admettre une infection, survenue avant la naissance, il en est, d'après *Morax*, seulement un très petit nombre à qui il reconnaît pour cause une infection par un bacille spécifique (bacille de *Weeks*, diplobacille ou pneumocoque ou peut-être aussi streptocoque).

Morax n'a pas rencontré le coli-bacille qui, cependant d'après *Axenfeld*, *Bieth* et *Groenouw* (20, p. 140) peut provoquer une conjonctivite, ayant les caractères cliniques de l'ophtalmoblennorrhée des nouveau-nés.

Chez le plus grand nombre des malades, l'examen de la sécrétion conjonctivale ne révèle, d'après *Morax*, la présence d'aucun microbe auquel puisse être rattachée l'infection. Pour un très petit nombre de ces faits, il semble que l'inflammation conjonctivale, comme le coryza, relève d'une infection hérédo-syphilitique.

Des graves lésions de l'organe visuel et de son pourtour, peuvent se voir à la suite d'une application du forceps ou exceptionnellement d'accouchements difficiles.

Pajot (261) a décrit, dans une thèse remarquable, les lésions des paupières résultant d'une application du forceps ou d'accouchements laborieux : lésions telles que l'ecchymose des paupières et surtout de la paupière supérieure, peut être le point de départ d'une dermatite.

On a observé, chez des nouveau-nés, un œdème des paupières, accompagné ou non d'une conjonctivite traumatique (chémosis, hémorragies sous-conjonctivales). Exceptionnellement la conjonctive chémotique se sphacèle (*Snell*, Ophthal. Soc. United Kingdom XXIII, 1903) ; mais la guérison de la conjonctivite et de la dermatite est cependant toujours parfaite.

Si le forceps est placé obliquement, les paupières sont lésées et quelquefois même déchirées. L'existence de cicatrices symétriques au niveau des angles externes des yeux proviendrait, d'après *Ohlshausen*, de ce qu'une application difficile du forceps aurait eu lieu au détroit supérieur et sur le grand diamètre de la tête.

Steinheim (262) a relaté deux cas intéressants de traumatismes de ce genre : dans le premier il y avait un ectropion cicatriciel de la paupière supérieure, dû à la déchirure de la partie temporale de cette paupière; dans le deuxième cas, existait un écrasement, jusqu'à l'os, de la joue et de la peau de la paupière supérieure; le globe oculaire était en place, mais perforé. Il se développa une suppuration de la cornée; l'enfant mourut.

Le lagophtalmos après l'application du forceps est fort bien connu. Il se produit par la compression du nerf facial dans sa sortie du canal stylo-mastoïdien. Il n'existe aucun cas, où cette paralysie avait persisté ou entraîné des conséquences fâcheuses pour le globe. Généralement, elle guérit assez rapidement.

Küstner (cité par *Groenouw*, 20, p. 200) admet que, dans quelques cas, la paralysie faciale serait due à la forme du forceps (distance trop courte des cuillères ou courbures trop brusques de ces dernières).

Nous avons simplement observé, dans le service du professeur Pinard, quelques paralysies faciales sans gravité, qui disparaissaient au bout de quelques jours, et qui étaient dues à des prises non régulières.

Notons que la paralysie faciale, le lagophtalmos en particulier, ainsi que l'œdème des paupières et le chémosis peuvent aussi se produire dans les accouchements spontanés (*Ohlshausen*, etc.).

Le globe peut être déchiré à la suite d'une application du forceps.

Le professeur *Spüth* de Vienne, dans une de ses leçons à laquelle nous avons assisté, rapporta le cas d'une malheureuse application du forceps, faite par un médecin, application à la suite de laquelle il survint une déchirure des deux globes oculaires et de la racine du nez. Il s'est produit quelque chose d'analogue dans le deuxième cas de *Steinheim* que nous venons de mentionner.

Cornée. — La cornée peut être fendue dans toute son épaisseur ou seulement dans une certaine partie (membrane de Descemet).

Cramer (263) a publié un cas d'une déchirure transversale de la cornée, se continuant jusque dans la sclérotique et accompagnée d'une fracture de l'os frontal due au forceps; guérison avec atrophie du globe.

V. Hippel (264) relate l'examen anatomique de l'œil d'un enfant nouveau-né, chez qui il constata, en dehors des hémorragies dans la rétine et le corps vitré, une déchirure de la membrane de Descemet.

Ernest Thompson (265) et *L. Buchanan* (266) ont décrit des lésions de la cornée à la suite de l'application du forceps. Ils ont observé des troubles et une infiltration du tissu cornéen et ils constatèrent, à l'examen micrographique, des déchirures de la membrane de Descemet; cette dernière membrane était, dans un cas, décollée. L'application du forceps peut occasionner des opacités de la cornée (œdème cornéen) rappelant celles de la kératite interstitielle (*Noyes*, 267, de *Wecker*, 268, *Cargill*, 269).

OBSERVATION 288b. — Nous avons observé un enfant de quinze jours, avec une opacité de la cornée g. L'accoucheur a dû appliquer le forceps pour hâter l'accouchement ; il n'existait pas de rétrécissement du bassin ; l'enfant (poids, 2 k. 235) était asphyxié ; on a dû le ranimer par les tractions rythmées de la langue. Une cuillère du forceps était appliquée sur la paupière supérieure gauche. Les paupières étaient gonflées, l'œil semblait « sortir de l'orbite » et la cornée était opaque. L'opacité cornéenne présentait l'aspect qu'elle a dans la kératite interstitielle ; elle avait déjà diminué dès le quinzième jour, et nous pûmes, à travers la partie périphérique de la cornée éclaircie, reconnaître l'iris et apercevoir la réaction de la pupille à la lumière. Sept semaines après l'o. g. fut atteint de glaucome infantile.

Thompson admet que cette kératite se produit par la compression du globe entre la cuillère du forceps et la paroi nasale de l'orbite.

Sidler-Huguenin (269 *a*), au contraire pense que la compression du globe par le forceps pourrait ne pas être la seule cause du trouble cornéen. Il a été, en effet, selon l'avis de l'accoucheur, impossible que le forceps, dans deux de ces cas, ait pu comprimer le globe.

Cet auteur estime que l'entrave de la circulation sanguine dans la tête, pendant un accouchement laborieux et la suppression subite de la circulation fœtale peuvent jouer un certain rôle dans la pathogénie des troubles cornéens de nature glaucomateuse.

La cornée s'éclaircit, dans la plupart des cas (après huit jours dans le cas de *Fejer*, 269 *b*), après trois mois dans celui de *Wecker*, mais *Thompson* admet

que, dans maints cas, d'opacité congénitale stable
de la cornée, il s'agit d'une conséquence de l'application du forceps.

Iris. — Une iridialyse traumatique, due à l'application du forceps est décrite par *Bylsma* (270). Une
aniridie partielle est attribuée par *V. Hippel* (271) à
la même cause. Cet auteur publie l'examen anatomique d'un œil d'un enfant, œil énucléé à cause
d'un soupçon de gliome. Il s'agissait d'une anomalie
congénitale de l'iris. Il existait, au moment de la
naissance, un hémophtalmos, ce qui fait supposer à
V. Hippel que le traumatisme pendant la naissance
(forceps) avait joué un certain rôle dans la pathogénie des altérations du globe.

Des hémorragies intra-oculaires dans les différentes parties du globe (conjonctive, chambre antérieure, corps vitré, rétine), ont été décrites par
Thompson (272), *Sidler-Huguenin* et d'autres auteurs. *Thompson* a observé une luxation en arrière
(rétroversion) du cristallin et du corps vitré sans
rupture du bulbe.

Nerf optique. — La déchirure du nerf optique
peut se produire aussi avec une luxation du globe.
Il existe également une lésion totale (*Bloch*, 277),
Mackenzie, *Naumoff*, (cités par *Groenouw*, 20,
p. 203), ou partielle du nerf optique due à l'application du forceps. *Mühsam* (273) a observé, chez
une fille de sept ans, une atrophie partielle du nerf
optique avec un rétrécissement du champ visuel et
affaiblissement de la vue (doigts à 2^m). L'anamnèse
prouva l'application du forceps du côté gauche,

l'œil gauche était gonflé après la naissance et des cicatrices persistantes démontrèrent que le forceps avait été appliqué de ce côté : *Schleich* (282) a observé d'ailleurs sur 150 nouveau-nés, 5 cas de décoloration de la papille optique avec rétrécissement des vaisseaux, et une fois une stase papillaire que cet auteur ne put expliquer.

Muscles extrinsèques de l'œil. — *Budin*, dans sa thèse inaugurale, a fort bien décrit les paralysies congénitales des muscles oculaires, consécutives à l'application du forceps. Une déchirure ou une lésion de *muscles extrinsèques* de l'œil peut être provoquée par le forceps ; quelques cas de paralysie des muscles extrinsèques de l'œil dus à cette application sont cependant probablement provoqués par une hémorragie intra-cérébrale.

Aujourd'hui ces accidents dus au forceps, ne doivent plus se produire, si l'on utilise la méthode d'application enseignée par le professeur *Pinard;* la prise régulière de la tête dans la région auriculaire ne peut léser l'appareil oculaire.

Nous avons observé un cas de paralysie congénitale du releveur de la paupière supérieure, produite par le forceps. Comme trace de cette blessure, nous avons pu voir une cicatrice, située sur cette paupière et correspondant à l'insertion du releveur de la paupière supérieure, cicatrice semi-lunaire se continuant en dedans vers le front, en dehors vers la tempe. Pour l'accouchement du premier enfant (garçon) on a eu recours à la craniotomie tant l'étroitesse du bassin de la mère était considérable. Le troisième enfant (notre malade) était venu après trois applications du forceps.

On constata, après l'accouchement, une plaie dans la paupière supérieure droite, plaie avec infiltrations sanguines sous-cutanées. La plaie était produite par la pression du forceps. Pendant trois semaines consécutives, l'œil resta fermé à cause du gonflement considérable de la paupière. Plus tard, au contraire, l'occlusion de cet œil devint impossible même pendant le sommeil (paralysie faciale). A notre avis, la paralysie du droit supérieur et du releveur palpébral est due à la déchirure des tendons desdits muscles, provoquée par le forceps.

Daynou (275) a également observé un ptosis à la suite d'un accouchement (spontané) et, dans un cas de *Litzmann* (276), le ptosis accompagnait une fracture de la base du crâne qui s'est produite à la suite d'une simple version par les pieds.

Bloch (277) relate trois cas de paralysie du droit externe, dus à l'application du forceps. Dans un cas existait également une atrophie du nerf optique du côté correspondant, ce qui fait supposer une fracture des os orbitaires avec propagation de cette fracture dans le trou optique. Il faut expliquer par des hémorragies intra-craniennes (nucléaires) deux cas de *Nadaud* (278) de paralysie unilatérale de la troisième paire, due à l'application du forceps.

Küstner (cité par *Groenouw* 20, p. 199) a observé des paralysies centrales des IIIe, IVe, VIe et VIIe nerfs cérébraux, qu'il attribue à des fractures des os ou à des hémorragies basilaires.

Nous avons observé un cas de paralysie congénitale de tous les muscles intrinsèques de l'œil droit (sauf le muscle droit externe) avec un léger ptosis, chez le huitième enfant d'une femme dont les sept autres enfants sont bien portants. L'accouchement fut laborieux, mais eut lieu spontanément.

Il se peut qu'il s'agisse, ici d'une hémorragie nucléaire. Le VIe nerf est le plus disposé à être frappé dans une lésion basilaire (comme l'a dit avec raison *Panas*) et le fait qu'il resta indemne, dans notre cas, nous fait plutôt supposer que l'hémorragie fut nucléaire.

Orbite. — On a rencontré, à plusieurs reprises, de l'exophtalmie p r hémorragie intra-orbitaire accompagnant une fracture des os de l'orbite :

Philipon (279) a constaté chez un nouveau-né une exophtalmie, à la suite d'un accouchement spontané ; elle persista pendant cinq semaines, et la mobilité du globe, dévié légèrement en bas, était encore incomplète à l'âge de deux mois et demi.

Les fractures des os de l'orbite à la suite d'une application du forceps sont fréquemment observées, On les rencontre même sans que l'examen externe laisse supposer que l'application du forceps ait été pratiquée (*Coccius*, cité par *Groenouw*, 20, p. 398).

Ces fractures orbitaires sont souvent accompagnées d'autres solutions de continuité du crâne. Par contre, ces dernières, lorsqu'elles existent, n'intéressent pas forcément l'orbite ; il en est ainsi dans le cas suivant :

E. BERGER et Robert LOEWY.   13

OBSERVATION XXIV. — *Accouchements antérieurs spontanés. Enfants vivants.* — B..., VIIIe, trente-huit ans.

Grossesse actuelle. Femme envoyée à la clinique Baudelocque, le 5 janvier 1899, ayant subi, par un médecin en *ville*, huit applications de forceps, infructueuses.

Bassin légèrement rétréci. Symphyséotomisée le 5 janvier, l'enfant étant encore vivant. Extraction par le forceps d'une fille vivante du poids de 4.800 grammes, qui meurt le lendemain de sa naissance, le 6 janvier.

Femme morte le 7 janvier.

Autopsie (enfant) : Épanchement sanguin du cuir chevelu, s'étendant transversalement à droite et à gauche, à égale distance de la ligne médiane. Quelques épanche-chements sanguins sous-périostiques.

Pariétal gauche intact.

Fracture incomplète siégeant à l'angle gauche de l'occipital.

Enfoncement du pariétal droit à la périphérie duquel se voient deux parts de fracture; l'une de 2^{mm}, limitant l'enfoncement en arrière; l'autre de 33^{mm}, se dirigeant obliquement vers la bosse pariétale. Sur le frontal, un trait de fracture.

Ajoutons, d'ailleurs, qu'on voit de temps à autres des fractures du crâne, des frontaux et pariétaux surtout, dues à des contractions utérines violentes faisant passer de force une tête dans un bassin limite.

La fracture des os orbitaires est généralement accompagnée d'un œdème et d'hémorragies dans les paupières, dans la conjonctive, exceptionnellement aussi dans la chambre antérieure de l'œil (*Lohmer*, 280, *Schroeder*, 281).

L'exophtalmie peut être due seulement à l'hémorragie orbitaire, comme dans un cas de *Zweifel* (282), ou bien, il se peut que les dépressions des os, surtout celle du frontal, causées par le forceps, occasionnent un rétrécissement de l'orbite et une exophtalmie consécutive.

Les fractures sont susceptibles de déterminer une lésion des membranes de l'œil, par des esquilles.

Les fractures du *frontal* sont fréquentes surtout à la suite de l'application du forceps. *Lohmer* en cite dix cas, sur vingt-sept fractures dues au forceps ; sur ces dix cas, quatre intéressaient la portion orbitaire du frontal.

L'exophtalmie, à la suite de la fracture des os orbitaires, peut guérir.

Bouchut (281), par exemple, a observé des cas de fractures du frontal, qui guérirent sans produire ni paralysie ni convulsions. *Schroeder*, au contraire, a vu quelques cas de fractures des os orbitaires, qui se terminèrent par la mort, à la suite d'une hémorragie cérébrale, occasionnant une paralysie des centres de la respiration ; d'autres fois, cependant, dit-il, les enfants guérirent parfaitement.

Nous avons expliqué notre cas de déchirure du releveur palpébral et du droit supérieur par l'action de la cuillère du forceps, sur le rebord supérieur de l'orbite.

Si la force employée est encore plus considérable, il s'ensuit, à notre avis, une déchirure d'autres muscles et même une luxation du globe. Il faut expliquer, de cette façon, les cas décrits par *Bouchut* (281) *Coccius, Lohmer* (280) *Redeman* (282) *Steinheim, Thompson* (283), *Snell* (Ophthamolog. Soc. of the XXIII, 1903), *Eskénazi* et *Torkomian* (C. R.

du Club Médical de Constantinople, 30 nov. 1903).
Le pronostic, pour le globe luxé, est absolument
défavorable ; il résulte en général de la luxation, une
atrophie du globe.

La luxation du globe peut, d'ailleurs, se produire
aussi sans application du forceps.

Hoffmann (284) relate un cas, où cette luxation fut
provoquée par un promontoire très proéminent chez
une femme à bassin fortement rétréci. Dans l'accouchement du premier enfant il applique le forceps
sans résultats, et, après avoir retiré le forceps, il
pratique le toucher vaginal et constate qu'un œil
de l'enfant était complètement sorti de l'orbite où il
restait seulement attaché par un lambeau.

L'enfant naît vivant, mais meurt quelques jours
après.

La même luxation du globe se produisit à l'accouchement du deuxième enfant, sans que cette
fois-ci le forceps ait été appliqué. Cet enfant mourut.
L'autopsie prouva que le frontal avait été enfoncé
avec fracture de la paroi orbitaire supérieure ; pas de
fracture de la base du crâne ; — on constata une
déchirure du nerf optique, de l'artère et de la grande
veine ophtalmique en dedans de l'orbite.

Hoffmann admet que, pendant l'accouchement, les
parois supérieure et inférieure de l'orbite auraient
été rapprochées, par la pression que le promontoire
exerçait sur l'os frontal ; le globe par suite, serait
sorti de l'orbite.

Bock (285) relate un cas qui, s'il était confirmé
par d'autres observations, nous enseignerait qu'il
existe encore une autre cause de la luxation du

globe : on lui amena un enfant vingt-quatre heures après la naissance, le globe droit était luxé hors de l'orbite ; il n'existait pas de trace d'autre lésion, sauf une petite écorchure à la racine du nez. Le globe fut remis en place ; le cinquième jour, il se produisit une panophtalmie avec phlegmon de l'orbite ; ensuite, se développèrent des abcès métastatiques dans l'articulation du genou et dans le mollet gauche. L'œil gauche fut frappé de cécité sans que *Bock* ait pu en révéler la cause. *Bock* suppose que, dans ce cas, il s'agissait d'une présentation de la face, méconnue par l'accoucheur, qui croyant à une présentation du siège aurait, dans les tentatives d'extraction, enfoncé le doigt dans l'orbite en croyant avoir affaire à l'anus.

Il est impossible, lorsqu'on n'est pas soi-même accoucheur, de rejeter cette hypothèse quand on se rappelle l'exemple célèbre du maître qui affirmait une présentation de la face en brandissant un index enduit de méconium.

On connaît également un cas de lésion du grand sympathique cervical par le forceps. Il est décrit par *Reese* (286) : l'enfant présentait un rétrécissement de la fente palpébrale, une myose et une enophtalmie (globe enfoncé dans l'orbite) que *Reese* explique par une compression du ganglion cervical supérieur par le forceps.

Mentionnons encore les *hémorragies rétiniennes* que l'on observe, fréquemment, chez les nouveau-nés.

Königstein (288) qui a le premier attiré l'attention

sur ces hémorragies, les a rencontrées, à l'ophtalmoscope, dans 10 p. 100 des cas, *Bjerrum* seulement dans 3 p. 100, *Paul* dans le tiers (34 1/2 p. 100) des cas.

La fréquence des hémorragies est cependant plus grande dans les examens anatomo-pathologiques (*Naumoff*, 26 p. 100 ; *V. Hippel*, 42 p. 100), ce qui indique que ces hémorragies se rencontrent plus fréquemment chez des enfants non viables.

Les auteurs ne sont pas d'accord, sur la question de savoir si les hémorragies rétiniennes sont plus fréquentes chez les enfants nés avant terme que chez les normaux. On rencontre surtout les hémorragies rétiniennes dans les cas, où la durée de l'accouchement a été prolongée.

Königstein attribue la pathogénie de ces hémorragies aux modifications de la circulation sanguine; *Schleich* les explique par la stase sanguine pendant l'accouchement.

Naumoff (289) croit qu'elles sont dues à l'augmentation de la tension intra-cranienne pendant l'accouchement. *V. Hippel* (290) réfute cette dernière théorie, parce qu'il n'a jamais rencontré de dilatation des espaces intervaginaux des nerfs optiques ce qui devrait être, si la théorie de *Naumoff* était exacte.

Il n'existe pas encore d'explication satisfaisante de ces hémorragies. Il nous semble probable que plusieurs causes interviennent à la fois pour les produire : toxémie (cela nous rendrait compte de leur grande fréquence dans les autopsies), augmentation de la tension intravasculaire, stase veineuse (les hémorragies se rencontrent surtout dans le pourtour des veines).

Les hémorragies existent, surtout, dans les couches des fibres nerveuses et des cellules nerveuses ; mais aussi dans la macula lutea et dans la couche à grains internes. A l'examen anatomo-pathologique, on a fréquemment trouvé la macula atteinte d'hémorragies assez étendues, qui parfois ont amené son décollement.

On observe aussi des hémorragies dans la choroïde.

Les hémorragies rétiniennes ou choroïdiennes se résorbent dans la plupart des cas sans laisser de traces. Il est cependant probable que certains cas d'amblyopie congénitale sont dus à des lésions persistantes dans la région de la macula lutea, consécutives à une hémorragie étendue, survenue pendant la naissance (*V. Hippel*, *Naumoff*). On peut également admettre que certaines atrophies partielles de la choroïde, et particulièrement quelques altérations choroïdiennes de la région de la macula (qui se manifestent sous l'apparence d'un colobome de la macula lutea), sont dues à des hémorragies très étendues dans le tissu de la choroïde.

XV

PUERPÉRALITÉ

Un certain nombre de troubles oculaires dans la puerpéralité résultent de l'épuisement dans lequel les malades se trouvent après l'accouchement, épuisement dû à différentes causes : gravidité, pertes sanguines, aggravation de troubles nerveux préexistants, auto-intoxication.

Cornée. — Une kératomalacie bilatérale pendant la puerpéralité a été observée par *Schmidt-Rimpler* (19, p. 521). Il l'attribue au grand affaiblissement général dont la malade était atteinte.

Tractus uvéal. — Nous avons observé dans un certain nombre de cas un affaiblissement du muscle de l'accommodation, qui a persisté un certain temps et forçait les malades à se servir de verres convexes plus forts que ceux que l'on donne au même âge.

OBSERVATION 1197. — Asthénopie accommodative. Mme A... trente ans, présente de la faiblesse du muscle de l'accommodation survenue après et persistant même encore un an après l'accouchement, elle se sert pour le travail de près de + 0,75 D ; elle avait auparavant une vue normale.

Observation 430. — Pertes sanguines après l'accouchement, faiblesse persistante de l'accommodation, existant depuis sept mois après le dernier accouchement, chez une femme de trente-neuf ans, de constitution forte; légère hypermétropie, le sujet se sert pour voir de près de + 3 D.

Observation 462. — Mme O..., vingt-cinq ans, a eu trois enfants. Au premier accouchement, pertes sanguines très fortes. Depuis lors, faiblesse du muscle de l'accommodation. Elle se sert de + 1 D pour la vision rapprochée.
V. normale. Emmétropie.

Certaines affections oculaires présentent une aggravation après l'accouchement. Le fait a été observé par *Pflüger* (voir *S. Cohn*, 12, p. 119).

On cite un cas, où cet auteur constata après chaque accouchement une nouvelle aggravation d'une choroïdite et d'une scléro-choroïdite postérieure.

Nerf optique. Rétine. — Nous avons déjà décrit l'ophtalmie métastatique puerpérale qui est due à l'embolie septique.

Walter (201) a publié une observation d'embolie de l'artère centrale de la rétine, avec perte consécutive de l'œil, dans un cas de phlegmatia alba dolens.

Nagel (292) constata, chez une femme, quatre jours après l'accouchement, une cécité subite unilatérale due à une embolie de l'artère centrale de la rétine, un décollement rétinien se développa ensuite.
Les hémorragies rétiniennes qu'on rencontre pen-

dant la puerpéralité sont, dans quelques cas, dues à la rétinite septique ; parfois cependant, leur origine est douteuse, il en est ainsi dans celui de *Wernicke* et *Küstner* (293), où, trois jours après l'accouchement, existaient des accès de manie, et des hémorragies de la peau et de la rétine. L'autopsie n'a rien révélé d'anormal.

Quelques cas d'amaurose subite, pendant les couches, sont dus à l'urémie, qui peut se manifester vingt-quatre heures (*F. Weber*, 294), trente-six heures (*Mandelstamm*, 295) et même plus tard après l'accouchement. On connaît plusieurs cas de rétinite albuminurique, observée seulement pendant la puerpéralité ; et de *Graefe* (296) a décrit un cas de décollement rétinien avec albuminerie, survenu seulement pendant les couches.

Il s'agit, dans toutes ces observations, d'une auto-intoxication gravidique, d'origine rénale, qui se traduit seulement après l'accouchement, par des troubles visuels.

On trouve, dans la littérature, plusieurs cas d'amaurose hystérique survenue pendant la puerpéralité.

Dans un cas de *Weber* (294) une amblyopie se développait six heures après l'accouchement et dans le délai de quatre heures, s'aggravait en amaurose. *Szili* (297) observa une amaurose quatre jours après l'accouchement.

Eatlake (298) rapporte un cas très intéressant d'une nonipare qui, depuis le deuxième accouchement, fut atteinte chaque fois, deux ou trois jours après l'accouchement, d'une perte de connaissance, suivie d'une amaurose, qui durait pendant trois à cinq semaines.

L'aggravation de l'hystérie ou le développement d'un hystéro-traumatisme dû à l'accouchement, et se manifestant seulement pendant les couches sont, d'ailleurs, assez fréquents ; mais il est exceptionnel que l'hystérie se manifeste par des symptômes graves comme l'amaurose.

D'autres troubles oculaires plus légers s'expliquent par la même cause ; voici un cas très curieux :

Davis. (*American Medecine*, 14 mars 1903) observa une primipare de vingt-six ans, qui fut en proie à une grande frayeur après l'accouchement. Elle eut de l'insomnie et tous les objets lui parurent ensuite jaunes, troubles et indistincts. Elle eut aussi des troubles olfactifs. Cet état dura six semaines et disparut enfin par la guérison de l'insomnie. Il n'y avait pas d'aberration mentale. L'urine était normale. Il s'agit probablement de phénomènes d'hystérie.

On connaît plusieurs cas de névrite rétrobulbaire aiguë et de névrite optique, survenue pendant la puerpéralité.

Pflüger (301) a observé deux faits dans lesquels la névrite optique était tellement accentuée qu'on eût dit une stase papillaire. Dans un troisième cas, au contraire (et qu'il faut rattacher à la névrite rétro-bulbaire), existait une pâleur de la papille, avec rétrécissement des artères. Ces trois cas étaient accompagnés de douleurs orbitaires, qui s'aggravaient pendant les mouvements oculaires.

Dans un cas de *Saenger* (299), une névrite rétrobulbaire fut accompagnée d'une névrite bilatérale du nerf radial.

Reuling (300) observa un cas de névrite rétrobulbaire double, survenue pendant la puerpéralité, qui se manifesta par une cécité et se termina, après un traitement mercuriel, par une guérison complète.

Leber (34, p. 812), dans son mémoire bien connu, dit également que la névrite optique, qui se développe pendant la puerpéralité peut se terminer par la guérison.

Cette affection du nerf optique est susceptible cependant d'occasionner des troubles oculaires persistants.

La pathogénie de la névrite optique et de la névrite rétrobulbaire sans albuminurie est encore peu étudiée.

Groenouw (20, p. 290) suppose qu'elles résultent dans certains cas (stase papillaire) d'une hémorragie dans la gaine du nerf optique; et, dans d'autres cas, d'une auto-intoxication puerpérale, analogue à celle de la gravidité et de la lactation.

Nous pensons que les cas de névrite optique et de névrite rétrobulbaire, survenant pendant la puerpéralité, sont dus à l'auto-intoxication gravidique. Ils sont, en effet, absolument analogues à ceux que nous avons déjà décrits dans les troubles oculaires d'origine gravidique. L'auto-intoxication, d'origine rénale, peut se manifester par des tr   les oculaires

très tardifs, survenant seulement pendant la puerpéralité; le même fait peut aussi exister pour les
autres auto-intoxications gravidiques.

Quelquefois, pendant la puerpéralité, des troubles
oculaires se développent, résultant d'une embolie
des centres nerveux.

Pflüger observa deux cas (cités par *S. Cohn*, 11,
p. 164) dus à cette cause ; dans le premier, existait
une hémianopie homonyme d'un cadran du champ
visuel, dans un second, une hémianopie homonyme
complète.

XV

LACTATION. — AFFECTIONS DE LA GLANDE MAMMAIRE

Depuis fort longtemps, on a voulu créer un rapport entre l'allaitement et un grand nombre d'affections oculaires. Les auteurs ont voulu voir partout cette influence, mentionnons par exemple *Jüngken* (cité par *Groenouw*, 20, p. 795) allant jusqu'à expliquer la coloration blanchâtre d'un hypopyon par une métastase laiteuse !

Les troubles oculaires, dus à l'allaitement, sont provoqués par l'affaiblissement général que ce dernier peut occasionner, ou par une auto-intoxication de nature encore indéterminée; dans certains cas, il s'agit de rechutes d'affections oculaires anciennes ou d'infections, qui n'ont aucun rapport avec la lactation.

Paupières. Conjonctive. Cornée. — On connaît, depuis fort longtemps, les inflammations des bords des paupières et les conjonctivites, survenant pendant la lactation (*Middlemore*, 302).

Schroeder (303) décrit les hyperémies de la conjonctive qui accompagnent, quelquefois, les amblyopies ou les amauroses, que l'on observe pendant la lactation.

Nasse (304) admet en dehors des conjonctivites catarrhales et phlycténulaires, un rapport entre les kératites superficielles circonscrites et la lactation.

D'ailleurs, *Arlt* (de Vienne) avait toujours l'habitude de conseiller à sa clinique le sevrage des femmes atteintes d'une conjonctivite ou d'une kératite phlycténulaires. Notons que *Bournain* (259) considère que les nourrices sont prédisposées aux affections de la cornée.

Godo (304) admet un rapport entre l'herpès de la cornée et la lactation.

Tractus uvéal. — La mydriase paralytique n'a été étudiée qu'une seule fois dans un cas de *Rogman* (305) et il ne nous semble pas probable qu'elle ait été en rapport direct avec la lactation. Nous reviendrons sur ce cas. La parésie du muscle de l'accommodation a été observée quelquefois pendant la lactation (*Hutchinson*, 306 ; *Collins*, 307). On la constate, surtout, dans des yeux hypermétropes, elle se manifeste par des troubles visuels qui s'améliorent par l'emploi de verres convexes ; quelquefois, des troubles asthénopiques existent également. Nous en avons observé quelques cas.

OBSERVATION 793. — M^mo F..., âgée de vingt-six ans, forte, petite taille ; nourrissait elle-même son enfant. Elle avait eu peu de pertes sanguines après l'accouchement ; des troubles de l'accommodation se produisirent pendant la lactation ainsi qu'une grande gêne de la vision en présence de la lumière.

OBSERVATION 118. — Mᵐᵉ S..., trente-deux ans. La lactation l'affaiblit beaucoup; quelques semaines après l'accouchement débutent des troubles oculaires, qui consistent en un affaiblissement du muscle de l'accommodation et en une insuffisance des droits internes; ces troubles disparaissent par l'emploi des verres convexes.

OBSERVATION 202. — Mᵐᵉ C..., trente ans, nourrit son enfant depuis trois mois; elle souffre des yeux depuis un mois. Nous constatons une blépharoadénite, une conjonctivite; à l'ophtalmoscope, de l'emmétropie. Il existe de la faiblesse du muscle de l'accommodation, qui nécessite l'emploi de verres convexes faibles pour la vision rapprochée.

Jacobson (308) admet que cette faiblesse du muscle de l'accommodation est due à une hyperesthésie des centres nerveux; mais il est plus vraisemblable de l'expliquer par la dénutrition générale, peut-être aussi par un état toxémique.

Quelques auteurs ont décrit, pendant la lactation, une choroïdite, qui se manifeste par des troubles visuels et des flocons dans le corps vitré.

Mooren (18) a observé des opacités dans le pôle postérieur du cristallin, avec des flocons dans le corps vitré. En opérant ces cataractes (qu'il attribue à la perte de substances albumineuses), il a constaté une liquéfaction du corps vitré et une choroïdite.

Une héméralopie pendant la lactation est mentionnée par *Schroeder* (303) et par *Leber* (34, p. 1001) qui la constata chez une femme qui, pendant quinze mois, avait nourri son enfant. Il s'agit ici d'une manifestation de dénutrition générale.

Nerf optique. — Les affections du nerf optique, dues à la lactation, sont décrites depuis *Carron de Villards* (309) ; à notre avis, parmi une quinzaine d'observations dues à ce dernier, quelques-unes ne sont pas probantes.

L'affection du nerf optique se manifeste, généralement, après une certaine durée d'allaitement, dans la plupart des cas, au bout de deux mois; on l'a vu cependant débuter exceptionnellement, deux semaines après l'accouchement ou seulement après une lactation d'une durée d'un an.

Les troubles subjectifs consistent en une amblyopie légère ou grave, ou bien en une amaurose. Cette dernière ne se développe que peu à peu, parfois rapidement dans le délai de quelques jours (*Heinzel*, 310).

Les troubles visuels sont précédés de symptômes généraux; céphalalgies, frissons, malaise général, quelquefois douleurs orbitaires; dans d'autres cas, au contraire, le trouble visuel apparaît d'abord, puis ensuite les symptômes généraux (*Axenfeld*, 311; *Heinzel, Rogman*, 305).

L'affection est uni- ou bi-latérale; on constate, à l'ophtalmoscope, soit une névrite optique accompagnée, d'après *Jacobson*, de petites hémorragies rétiniennes (cette névrite peut, exceptionnellement, présenter un aspect qui rappelle celui de la stase papillaire), soit une névrite rétro-bulbaire (observée surtout dans les cas d'une affection unilatérale) avec scotome central.

L'affection se manifeste chez des uni- ou multipares, en général, âgées d'une trentaine ou d'une quarantaino d'années. Quelquefois, plusieurs lactations antérieures avaient eu lieu qui s'étaient bien passées; dans d'autres cas, au contraire, des troubles oculaires apparaissent pendant chaque nouvelle lactation.

Gibbon (312), par exemple, observa une femme de vingt-quatre ans, chez qui une amblyopie se manifesta pendant trois allaitements successifs. Cette amblyopie était accompagnée d'un affaiblissement général et d'obésité.

L'amblyopie s'aggrava pendant la troisième lactation et devint amaurose. Après le sevrage de l'enfant, l'amaurose et l'obésité disparurent.

Rogman (305) relate un cas, où les troisième, quatrième, cinquième allaitements seulement furent accompagnés d'une amblyopie.

Dans un cas de *Nettleship* (313) c'est seulement la seconde lactation, qui fut accompagnée d'une amblyopie; cette dernière persista après le sevrage.

L'affection du nerf optique peut se développer seulement quelque temps après le sevrage ; ainsi, par exemple, dans le cas de *Schmidt-Rimpler* (19 p. 386), ou elle apparut quelques mois après; la névrite rétrobulbaire survenue, guérit avec acuité visuelle normale.

Dans un cas de *Heinzel* (310, observ. II), il n'y eut même pas d'allaitement, l'enfant étant mort très peu de temps après l'accouchement, mais la sécrétion lactée avait persisté pendant sept semaines.

La marche de l'affection du nerf optique est généralement lente.

L'amélioration, voire la guérison, peuvent se manifester seulement après quelques mois; quelquefois cependant déjà au bout de quelques semaines.

La physiologie pathologique de l'affection du nerf, lorsqu'elle survient pendant la lactation, n'est pas encore bien élucidée; la lésion relève probablement de causes bien différentes.

S. Cohn (11, p. 119) admet qu'il s'agit d'affections gravidiques du nerf optique, ne se manifestant que pendant la lactation; leur développement serait favorisé par l'affaiblissement général. Cette manière de voir nous semble absolument justifiée dans les cas où la névrite optique se développe peu de temps, deux semaines, par exemple, après l'accouchement; mais elle n'est pas admissible pour ceux où l'affection se développe très tard : plus d'un an après l'accouchement, par exemple, dans le cas de *Schmidt-Rimpler*.

Nous admettons alors l'hypothèse d'une auto-intoxication par des toxalbumines (*Heinzel*) qui expliquerait et les symptômes généraux et l'affection du nerf optique (névrite périphérique toxique).

Il est bien difficile de définir, d'après nos connaissances actuelles, cette auto-intoxication. *Himly* pense que la suppression de la lactation serait la cause de l'affection du nerf optique. Mais cette explication est réfutée par les cas où l'affection se développe pendant la lactation.

L'explication de *Himly* est probablement basée sur l'analogie des symptômes généraux, accompagnant l'affection du nerf optique, avec ceux que l'on constaté pendant la montée laiteuse (*Ribemont-Des-saignes* et *Lepage*, 97, p. 605); celle-ci se manifeste par de la céphalée, de l'accélération du pouls, exceptionnellement par une légère élévation de la température, tous symptômes qui se manifestent surtout, lorsque les femmes ne donnent pas le sein ou lorsqu'elles le donnent d'une manière insuffisante.

Mais la névrite optique et l'arrêt de la sécrétion du lait peuvent, au contraire, relever d'une cause commune; il en est ainsi dans le cas de *Rogmann,* où la névrite optique était accompagnée d'une mydriase paralytique gauche et d'une paralysie des VIe et VIIe nerfs, par suite d'une affection cérébrale.

Il faut admettre, dans certains cas, une action simultanée de plusieurs facteurs, pour expliquer la physiologie pathologique des phénomènes cliniques. Ainsi en est-il, dans le cas de *Schanz* (314), concernant une femme de trente-huit ans, qui exécuta un travail très fatigant trois semaines après l'accouchement. Une polynévrite générale se manifesta avec névrite optique qui provoqua une amaurose complète, neuf jours avant la mort.

Le pronostic de l'affection du nerf optique, survenant pendant la lactation, est, en général, favorable.

On observe, dans la plupart des cas, un rétablissement de la vision, tandis que le fond de l'œil redevient normal.

Il peut, cependant, arriver aussi que des altérations du fond de l'œil s'installent (décoloration de la partie temporale de la papille optique) tandis que la vue normale se rétablit.

Quelquefois, une atrophie du nerf optique existe avec une diminution de l'acuité visuelle et du sens des couleurs. Mais on ne connaît pas de cas d'une cécité persistante.

Le traitement consiste dans le sevrage de l'enfant, le repos absolu dans une chambre obscure (*Dunkel-kur de Graefe*) et l'emploi des fortifiants.

Muscles extrinsèques. — On ne connaît pas de cas de paralysie des muscles extrinsèques de l'œil dû à la lactation. Les paralysies, observées dans le cas de *Rogmann*, relèvent évidemment d'une affection cérébrale. Nous avons déjà mentionné l'insuffisance des droits internes que nous avons observée dans un cas, pendant la lactation. Cette insuffisance s'explique par l'affaiblissement général des malades.

Mentionnons une observation très intéressante de *Jocqs* (315) d'une dacryoadénite aiguë, survenue après une suppression subite de la lactation ; l'explication d'un cas isolé est toujours difficile.

Les *carcinomes* de la glande mammaire peuvent provoquer des métastases dans la choroïde, exceptionnellement aussi dans les muscles extrinsèques de l'œil (*Wintersteiner*, 316).

La plupart des cas de carcinome métastatique de la choroïde ont, en effet, leur point de départ dans la glande mammaire (15 fois sur 19 cas connus).

Les métastases apparaissent dans un intervalle variant de six mois à deux ans (*Milvalsky*), exceptionnement seulement six ans (*Uhthoff*, 317), ou neuf ans (*Hirschberg*, 318), après l'extirpation de la tumeur de la glande mammaire.

A l'ophtalmoscope, le carcinome de la choroïde se révèle par des modules d'une couleur gris jaunâtre. Une seule fois *Schoeler* (317) a vu le carcinome former un épaississement uniforme de la choroïde qui refoulait la rétine en avant, et n'affectait pas la forme d'un nodule.

Ces petites tumeurs provoquent l'apparition de scotomes centraux ou paracentraux. En augmentant d'étendue, elles finissent par produire un décollement de la rétine ou des accès de glaucome.

Le pronostic de cette métastase est absolument défavorable pour la vue. La mort est survenue, dans tous les cas connus, dans un délai de un an, au maximum (voir la statistique de *Wagenmann*, 320).

BIBLIOGRAPHIE

GÉNÉRALITÉS

1. Hirschberg voir: Graefe und Saemisch, Handbuch der gesammten Augenheilkunde, XII, 2, p. 115. Leipzig, Engelmann, 1899.

2. Fries, Beiträge zur Kenntniss der Amblyopien und Amaurosen nach Blutverlust. Thèse, Tübingen, 1876.

3. Foerster, Ueber die Beziehungen der Krankheiten der Geschlechtsorgane zum Sehorgan. Graefe und Saemisch, Handbuch der gesammten Augenheikunde, VII, p. 88, 102. Leipzig, Engelmann, 1876.

4. Swanzy H. R., The influence of the uterus in eye diseases. *Obstetr. Journ.*, II, p. 118, 1878.

5. Georgeon G., Rapports pathologiques de l'œil et des organes génitaux. Thèse, Paris, 1880.

6. Mooren A., Gesichts-Sörungen und Nierenleiden. *Arch. f. Augenheilkunde*, X, p. 519. Wiesbaden, 1881.

7. Fitzgerald, On the connexion between diseases of the eye and affections of the sexual organs in females. *Lancet*, I, p. 456, 1883.

8. Kollock G. W., Diseases and fonctionnel disorders of the eye, produced by normal and abnormal conditions of the Sexuel organs. *Transact. South. Car. Med. Assoc., Charleston*, 1888, p. 97.

9. Batuaud, Des troubles et des affections oculaires d'origine génitale chez la femme. *Rev. des Mal. des Femmes*, XII, p. 449, 1890.

10. Cohn S., Uterus und Auge, Wiesbaden, J. T. Bergmann, 1890.

11. Berger E., Les maladies des yeux dans leur rapports
avec la pathologie générale, Paris, Masson, 1892, p. 252-
260.

12. Knies, Die Beziehungen des Sehorganes und seiner
Erkrankungen zu den übrigen Krankheiten des Körpers,
Wiesbaden, J. F. Bergmann, p. 321-335, 1893.

13. Bettmann B., The relations between the eyes and
diseases of the femal genital organs. *Americ. Journ.
Obstet.*, New-York, XXVIII, p. 408, 1893.

14. Ladlam, The physiological and morbid relations
existing between the uterus and the eyes. *New-York
Medical Times*, July 1893.

15. Ramsey. Diseases of the eye most frequently met with
in gynecological and obstetrical practice. *Lancet*, 1893,
p. 854.

16. Derby, Affections of the eye apperently dependent
upon uterine derangements. New-York, *Eye and Ear
Infirmary Reports*, II, p. 12, 1898.

17. Wood C. A. and Wodruff F. A., The uterus and the
eye. *New Améric. Pract.*, Chicago, VI, p. 14, 1894.

18. Mooren A., Gesichtsstörungen und Uterinleiden Wiesbaden, J. F. Bergmann, 1898.

19. *Schmidt-Rimpler*, Die Erkrankungen des Auges im
Zusammenhange mit anderen Krankheiten, Wien. Hœl-
der. 1898, p. 513-529.

20. Groexouw, Beziehungen der Allgemeinleiden and Organ
erkrankungen zu Verränderungen und Krankheiten
des Sehorganes. Graefe-u.-Saemisch, Handbuch, XI,
f. 28, p. 153-206.

21. Terrien F. Affections oculaires d'origine menstruelle.
Gaz. des Hôp., nos 108, 111, 1903.

MENSTRUATION NORMALE

22. Boerner, Volkmann's Sammlung klinischer Vorträge,
nº 132.

23. Lérat, Lésions de la nutrition de l'œil liées à la menstruation. Thèse, Paris, 1878.

24. GALEZOWSKI, Traité des maladies des yeux. 3° éd., Paris, 1888.

24 a. DOLGANOW, Ein Fall von gleichzeitiger Blutung, per vaginam und durch die Lidhaut. St-Petersburger Med. Wochenschr., 1900, n° 37.

25. FRIEDENWALD-HARRY, Affections of the eye and normal menstruation. Journ. of Eye, Ear and Throat Disesases. I, f. 3, 1890.

26. MÜLLER, Chemosis menstrualis. Klin. Monatsbl. f. Augenheilk, p. 27, 1893.

27. PERLIA, Ueber spontane Blutung aus normaler Conjunctiva. Münch. Med. Woch, 1888, p. 126.

28. RANSOHOFF, Klin. Monatsbl. f. Augenheilk, 1889, p. 218.

29. LANDESBERG, Augenleiden in Verbindung mit normaler Menstruation. Centralbl. f. prakt. Augenheilk, 1883, p. 134.

30. STUELP, v. Graefe's Archiv. f. Ophthalmologie, XL. f. 2, p. 274, 1894.

31. JÜNGKEN, Die Lehre von den Augenkraukheiten, Berlin. 1832, p. 274.

32. FINKELSTEIN, Wratsch, 1886. n° 1 et Thèse de St-Pétersbourg, 1887.

33. VANCE, The effect of menstrual desorders upon the vascularity and nutrition of the intra-ocular structures. The Boston Med. and Surg. Journ. May, 9, p. 293, 1872.

34. LEBER, Die Krandheiten der Netzhaut und des Sehnerven. GRAEFE-SAEMISCH. Handbuch, Leipzig, Engelmann, 1877, V, p. 87.

34 a. HINZINGA J. H., Vicarious menstruation from the retina. Journ, of the American Medical Association, 31 May 1902.

35. CHRISTENSEN, Ugeskr. f. Läg., XXIII, p. 225, 1877.

35 a. MEYER, Berlin., Klin. Woch., 1874, p. 653.

36. HIRSCHBERG, Menstruelles Gelbsehn, Berlin. Klin. Woch. 1872, p. 579.

37. BOCK, Wiener Allg. Med. Zeitung, 1891.

38. FAGE, Un cas d'éléphantiasis des paupières. Annales d'Oculistique, C VII p. 276.

39. WENGLER, Beiträge zur Augenheilkunde. *Journal f. Chirurgie*, VIII, 4, 1898.

40. DECKER, Beitrag zur Kenntniss der herpesartigen Hornhauterkrankungen. *Klin. Monatsbl, f. Augenheilk*, 1090, p. 395.

41. DESPAGNET, Société d'Opthalmologie de Paris, 1891.

42. DE WECKER, Iritis métritique *Semaine Médicale*, p. 86, 1891.

43. VIGNES et BATUAUD, Irido-choroïdite d'origine utérine. *Archives d'ophtalmologie*, XVI, p. 449, 1896.

44. TROUSSEAU, Iritis cataméniale. *Arch. de Tocologie*, XVII, p. 395, 1890.

45. MICHEL, Lehrbuch der Augenheilkunde, Wiesbaden, J. F. Bergmann, 1889, p. 459.

46. KLOPSTOCK, Ueber Augenleiden im Gefolge von Menstruations-Anomalien, Thèse, Freiburg, 1893.

46 *a*. GRUENING, Ein Fall von Chininblindheit, Archiv. für Augenheilkunde, XI, p. 145, 1882.

47. Mc. KAY, *Americ. Journ. of Med. Science*, 1882, p. 383.

PUBERTÉ

48. PUECH, *Rev. d'Opthalm.* 1889, Sept. Oct.

49. SCHLEICH, Bericht über die Wirksamkeit der Universitäts *Augenklinik in Tübingen, in der Zeit vom,* 22, X, 1875 bis zum 31, XI, 1901.

50. DUNN, *Arch. of Opthalm.*, XIX, 3, 1895.

51. HIRAM WOODS, Some cases of acute Choroiditis in young adulte, *Journ. of Eye, Ear and Throat Disease,* 1896, July.

52. DANTHOX, Michel, Essais sur les hémorragies intra-oculaires. Thèse, Paris, 1862.

53. PRESSEL, Ein Fall von recidivirenden Glaskörperblutungen in Folge von Menstruations. Anomalien. *Inaug Diss.*, Würzburg, 1894.

54. COUSSERANT, De la choroïdite antérieure. Thèse, Paris, 1877, p. 94.

55. DOR H., *Annales d'Oculistique.* 1884.

56. PECHLINUS, Observationum physico-medicorum libri III, Hamburg, 1691.

56 *a*. BEER TH., Ueber einen Fall von Sehnerven affection bei Uterus infantilis. *Wiener Klin. Woch.* 1892, n° 30-33.

57. ROCKLIFFE, *Trans. Ophthalmolog. Society, United King dom,* 5 mai 1904.

57 *a*. BRIERRE DE BOISEMONT, cité par THAON. Des affections oculaires liées à la menstruation. Thèse, Paris, 1875.

57 *b*. SANTOS-FERNANDEZ, analysé dans le *Jahrbuch für Augenheilkunde,* 1879, p. 255.

57 *c*. BOCK (E.), Aussergenwöhnlich heftige Sehstörung während der ersten Menstruation. *Allgem. Wiener Mediz. Zeitung.,* 1890, n°s 20. 21.

DYSMÉNORRHÉE

58. SAEMISCH, Krankheiten der Cornea. *Graefe-Saemisch,* Handbuch, Leipzig, Engelmann 1876, IV, p. 325.

58 *d*. CAUDRON, *Gaz. des Hôpitaux,* 1878.

59. VON GRAEFE, *Archiv. fuer Ophtalmologie,* XII, 2, 1866.

60. SWANZY, Neuroretinitis in connection with disturbances of menstruation. *Irish Hosp. Gaz.* p. 46, 1873.

61. UHTHOFF, *Archiv. für Ophtalmologie,* XXXIII, 1, p. 285, 1887.

62. LOEWENFELD, Sexualleben und Nervenleiden, Wiesbaden, J. F. Bergmann, 1903.

63. ROTHMUND, Ein Fall von Chromhidrose oder Chromokrinie der Augenlider und dessen Ursache. *Klin, Monatsbl, f. Augenheilk,* 1867, p. 103.

64. KOHN. *Rec. d'Ophthalmologie,* 1870.

AMÉNNORRHÉE

65. V. HASNER, *Wien. Med. Wochenschrift,* 1859, n° 44.

66. TRAUTZE, Ein Fall von Blutweinen. *Allg. Wiener, Mediz. Zeitung,* II, 1, 1861.

67. HEUSINGER, *Schmidt's Jahrbücher für Medizin,* IX, p. 91.

68. Lawrence, cité par Seitz und Zehender, Handbuch der Augenheilkunde, p. 238.

68 *a*. Bylsma R., *Münchner, Med. Woch.* 1902, n° 7.

69. Davis, Vicarious haemorrhagies into the eyes at the menstrual periods. *Ophthalm. Record.* XI, 7, p. 341, 1897.

70. Hotz, *Ann. of Ophthalm. and. Otol.*, January, 1893.

71. Liebreich R., Atlas der Ophthalmoskopie, 1863. Fapel, VIII, Fig. 2.

71 *a*. Friedenberg Percy, *Transact. of the American Ophthalmological. Society. 1903*, X.

72. Meyer, cité par S. Cohn, 10, p. 76.

73. Galezowski, cité par Groenouw, 20, p. 162.

74. Ewers, Amblyopie bei cessirenden Menses, II, *Jahresbericht d. Augenklinik.*, Berlin, 1872, p. 17.

75. Galezowski, Des affections oculaires consécutives à la suppression des règles. *Rec. d'Ophtalm*, 1875, p. 41, 53, 156, 158.

76. Axenfeld, Vereinigung sued-west-deutscher Irrenärzte, 1902.

76 *a*. Yamaguchi, *Klinische Monatsblätter für Augenheilkunde*, XLI. Beilageheft, p. 180.

76 *b*. Herbst, *Wiener, Klin. Wochenschrift*, 1902, n° 37.

77. Rampoldi, *Annali di Ottalmologia.*, 1885, p. 202.

78. Abelsdorff, *Archiv. f. Augenheilkunde*, XXXI, p. 153. Fall 2, 1895.

SUPPRESSION DE LA MENSTRUATION

79. Daguenet, *Recueil d'Ophtalmologie*, 1876.

80. Thaon, Des affections oculaires liées à la menstruation. Thèse, Paris, 1879.

81. Brown, *Gaz. des Hôpitaux*, 1864.

82. Skorkowki et Kofminski, *Medicyna*, 1870, n° 20.

83. Samelsohn, Ein Fall absoluter Amaurose nach plötzlicher Unterdrückung des Menstrualflusses. Berlin. *Klin. Woch.*, 1874, n°ˢ 27-30.

84. Galezowski, *Rec. d'Ophtamologie*, 1875.

85. MAC KAY, Eye diseases from suppression from menses. *Americ, Journ. of Medical Science*, 1882, p. 383.

86. SUTPHEN, *Trans. of the Americ. Ophthalm, Society.* 1891, p. 86.

87. CHIRALT, *Annales d'Oculistique*, LXXIII, p. 185.

88. RUETE, Lehrbuch der Ophthalmologie Braunschweig, 1853.

89. DESMARRES, cité chez DANTHON, 52.

MÉNOPAUSE

90. SICHEL, Traité d'ophtalmologie, p. 338.

91. MIDLEMOORE, cité in *Schmidt's Jahrbücher für Medizin.*, XV, p. 527.

92. NAUMANN, Zur Behandlung der klimakterischen Beschwerden, *Balneolog. Central-Zeitung*, 1902, n° 43.

93. STOCKE, Névrite optique aignë mono-latérale, dans les troubles menstruels de la ménopause. *La Clinique Ophtalmologique*, 1902, n° 4.

93 a. EVANS, *Americane Medecine.* 14 nov., 1903.

94. GALEZOWSKI, *Recueil d'Ophtalmologie*, 1875, p. 49.

94 a. MEIGE, XVI° Congrès des médecins aliénistes et neurologistes français. Pau, 1er-7 août 1904.

THÉORIE DE LA MENSTRUATION

95. LEBER, *Archiv für Ophthalmologie*, XXI, 3, p. 266.

95 a. PLANTIER, De la température du nourrisson pendant les règles de la femme qui allaite. *Annal. de Méd. et Chir. inf.*, 1904, n° 12.

96. PAILHAC, Thèse, Paris, 1886.

97. RIBEMONT-DESSAIGNES et LEPAGE, Précis d'Obstétrique. Paris, Masson, 1894.

98. SPIEGELBERG, Lehrbuch der Geburtshilfe, 1877, p. 95.

99. PFLÜGER, Untersuchungen aus dem physiologsichen Laboratorium zu Bonn. Ueber die Bedentung der Menstruation, 1865, p. 61.

100. OTT. cité par REINL, Die Wellenbewegung der Lebens-

prozesse des Weibes. *Volkmann's Sammlung Klinischer Vorträge*, n° 243, p. 3.

101. Röhrig, *Archiv für mikroskop. Anatomie*, I, p. 154.

101 *a*. Higier H., Zur Pathogenese der Hysterie und Neurasthenie und ihrer Stellung zu Stoffwechsel-anomalien. Heilkunde, 12, 1900.

102. Fliess, *Tribune médicale*, 1903, n° 19, p. 207.

103. Berger E. et Robert Loewy, *Gazette des Hôpitaux*, 1902, n° 144.

104. Frankel L., Die Funktion des Corpus luteum. *Arch. f. Gynäkol*, T. 68, 1903.

104 *a*. Jayle, *Revue de gynécologie et de chirurgie abdominale*, 1898, p. 675.

INSUFFISANCE OVARIENNE ; CASTRATION

105. Etienne et Demange, La chlorose auto-intoxication d'origine ovarienne. Congrès de Montpellier 1899. *Sem. Méd.*, 1899, p. 186.

105 *a*. Breuer Robert und von Seiller, Wiener *Gesellschaft der Aerzte*, 2 Juli 1903.

106. von Noorden, Die Bleichsucht. Spez. Path. u. Therap. von *Nothnagel*, Wien, Hölder, 1897.

106 *a*. von Jaeger Ed., Ergebnisse der Untersuchung mit dem Augenspiegel, 1876.

107. Schmall, *Archiv f. Ophthalmologie*, XXXV, 1. p. 37, 1888.

108. Raehlmann, *Klin. Monatsbl. f. Augenheilk*, 1889, p. 496.

109. Thoma, *Archiv f. Ophthalmologie*, XXXV, 2, p. 1-28, 1889.

110. Suker, *The Medicine*, May 1902.

111. Elschnig. *Wiener Med. Wochensch* 1903, n° 3, 4.

112. Wescott C. D. and Pusey B., Papilloretinitis due to chlorosis. *Archiv of Ophthalmology*, January 1902.

113. Bannister, *Journal of nervous and mental diseases*, XXV, p. 874. 1898.

114. Olliver, *Transactions of the American Ophthalm. Society*, XXXIII, p. 874, 1897.

115. SCHMIDT, *Archiv. f. Augenheilkunde*, XXXIV, p. 164, 1897.

116. UHTHOFF, XIIIe, Congrès Internat. de Médecine, Sect. d'Ophtalm. Paris, 1900.

117. RIEGEL. *Münchner Med. Woch*, 1899, p. 1133.

117 *a*. LITTEN und HIRSCHBERG, Berlin. *Klin. Wochenschrift* 1885, n° 30.

118. *Neumann*, Papilloretinitis bei Chlorose. Thèse. Berlin 1897.

119. *Gowers. Jahrbuch f. Augenheilkunde*, 1880, p. 236.

120. *Dieballa, Deutsche Med. Woch* ; 1896, p. 445.

121. *Hugh, Journal of nervous and mental diseases*. XXV, p. 881, 1898.

122. HAWTHORNE, *Brit. Med. Journ.* 1902, 5 febv.

123. ENGELHARDT, Neuritis optica bei Chlorose, Krankheits-verlauf und Tod unter den Symptomen eines Hirntumors. *Münch. Med. Woch.* 1900, p. 1233.

124. COPPEZ H., *Soc. Belge d'ophtalmologie*, 1903.

125. MEIGE H. et FEINDEL E., *Rev. française de Méd. et de Chirurgie*, 1903, n° 48, p. 1141.

125 *a*. JAYLE, *Revue de Gynécologie et de Chirurgie abdominale*, 1901, p. 903.

MALADIE DE DERCUM

126. SICARD et ROUSSY. Deux cas d'adipose douloureuse, suite d'ovariotomie. *Soc. Méd. des hôpitaux de Paris*, 16 octobre 1903.

127. STRÜBING. Ueber « Adipositas dolorosa » (Dercum) und das « Œdème blanc et bleu » (Charcot). *Arch. f. Dermal. u. Syphilis*, 1902. LIX, 2.

128. *Cheinisse*. L'identité de la lipomatose symétrique douloureuse avec la maladie de Dercum. *Sem. Méd.* 1903, n° 37.

129. FÉRÉ. L'adipose douloureuse ; syndrome de Dercum. *Rev. de Méd.*, août 1901, p. 645.

130. KÖTTNITZ. Ueber symmetrisches Auftreten von Lipom. *Deutsche Zeitschr. f. Chirurgie*, 1881, XIV, p. 361.

CASTRATION

130 *a*. Jayle, *Revue de Gynécologie et de Chirurgie abdominale*, 1897, p. 923.

130 *b*. Collins, *Lancet*, 1886, p. 861.

131. Berger E. *Archives d'Ophtalmologie*, 1897, août.

132. Caudron et Duboys de Lavigerie, *Annales d'Oculistique*, CXXIX, p. 399.

133. Culbertson L.-R., Can castration and ovariotomy cause optic atrophy ? *Americ. Journ. of Ophthalm.*, XIV, 8, p. 252.

AFFECTIONS DES ORGANES GÉNITAUX

134. Landesberg. On affections of the eye caused by masturbation. *Méd. Bull.* III, n° 9, 1881.

135. Cohn H. Augenkrankheiten bei Masturbanten. *Archiv. für Augenheilkunde*, XI, p. 198, 1882.

136. Newall. *The Ophthalmic Record*, 1901, mars, sept. (Soc. of. Ophthalmologists and Otologists, Washington).

137. Power, *Ophthalmic Review*, 1887, déc.

138. Nuel. Des amblyopies réflexes. Traité de Wecker et Landolt, Paris, 1880, p. 721.

139. Griscott, Two cases of amblyopia, arising from sexual excess. *Ophthalmic Review*, London, II, p. 101, 1883.

140. Hutchinson, *Archives of Surgery*, IV p. 200, 1900.

141. Mavel. *Gazette des hôpitaux*, 1853, n° 5.

142. Gorgeon. Rapports pathologiques de l'œil et des organes génitaux. Thèse, Paris, 1880.

143. Vedelers. Ueber Dysmennorrhoe. *Archiv. für Gynaeckologie*, XXI, p. 214, 1883.

144. Mannhardt. *Klin. Monatsbl. f. Augenheilk*, 1887, p. 82.

145. Aldrich. Case of thrombosis of the central vein of the retina, complicating carcinoma of the uterus. *Boston, Medical and Surgical Journal*, 5 June 1902.

146. Elschnig. Augenmuskellähmungen durch Geschwulst metastasen. Wiener *Klin. Wochenschr.*, 1898, n° 5.

147. Schenkel, cité par Cohn, 10, p. 60.

148. Krohn. *Klin Monatsbl. f. Augenheilk.* X. p. 93, 1871.

149. Heymann und Fiedler. *Archiv f. Ophthalmologie*, XV, 2, p. 173, 1869.

150. Rusconi. Caso di glioma della retina con nodi secondari nel fegato, nei reni, negli ovari. *Riv. Clin. di Bologna*, Giugno, 1871, p. 169.

151. Barker. *Schmidt's Jahrbücher für Medizin*, CLXXXII, p. 222.

152. Brown-Séquard. Leçons sur le diagnostic et le traitement des principales formes de la paralysie.

153. Michel. Krankheiten der Lider. Handbuch von Graefe und Saemisch, IV, p. 453.

154. Borel. *Archives d'Ophtalmologie*, VI, p. 481, 1886 ; VII, p. 22, 350, 1887.

154. E. Berger et Robert Loewy. L'état des yeux pendant le sommeil et la théorie du sommeil. *Journal d'anatomie et de physiologie*, 1898.

GESTATION

155. Winckel, Berichte und Studien aus dem Kgl. Sächsischen Entbindungs-Institute in Dresden, 1876.

156. Charrin et Roché. Les poisons de l'organisme et la gestation. *Compt. Rend.* de l'Acad. des Sciences, Paris, 25 mai 1903.

157. Jobert, *Schmidt's Jahrbücher für Medizin.* XCIII, p. 203.

158. Demours, Traité des maladies des yeux, 1818, p. 318.

159. Himly, Krankheiten und Missbildungen des menschlichen Auges, 1843, II, p. 58, 421, 428.

159 a. Rampoldi, Rapporti morbosi existenti fra apparato sessuale e il visivo, Milan, 1881.

160. Deval, cité par S. Cohn, 10, p. 121.

161. Phael, *Monatsschrift für Augenheilkunde Medizin u. Chirurgie von Ammon*, 1840, p. 174.

162. Santesson, cité par Demours, 158, p. 501.

163. Desmarres, Traité des maladies des yeux, 1858, II, p. 501.

164. Becker-Laurich, *Monatsschrift für Geburtskunde*, XXII, p. 273.

165. Blodig, *Zeitschr. der Wiener Ges. d. Aerzte*, 1863, Febr.

166. Nieden, Ueber abnorme Thränensekretion als Reflexerscheinung von Schwangerschaft. *Klin. Monatsbl. f. Augenheilkunde*, 1891, p. 350.

167. Guttmann L., Die Blutungen des Sehorganes in ihrer semiotischen *Bedeutung für die allgemeine Praxis. Centralbl. f. Augenheilk*, 1902, p. 64.

168. Fisher J. Herbert, Neuritis of Pregnancy as a cause of Ophthalmoplegia. *The Ophthalmic Review*, 1898, p. 317.

169. Galezowski, *Recueil d'ophtalmologie*, 1874, p. 365, 373, 430.

170. Landsberg, *Archiv. f. Ophthalmologie*, XXIV, 1, p. 195, 1878.

171. Power, The diseases of the eye occuring in connexion with pregnancy. *Lancet*, I, p. 709, 1880.

172 Schoen, Die Lehre vom Gesichtsfelde und seinen Anomalien. Berlin, 1874, p. 54.

173. Küstner, *Berliner Klin. Wochenschrift*, 1875, p. 583.

174. Lutz, Augenerkrankungen während der Gravidität und im Puerperium. *Mitteil. d. Opthalm. Klinik in Tübingen*. II, p. 1, 1884.

175. Landesberg, cité par S. Cohn, 10, p. 137.

176. Bosse, *Archiv f. Augenheilkunde*, XLII, 1, 2, 1900.

177. Reich, *Klin. Monatsb. f. Augenheilkunde*, 1882, p. 347.

178. Uhthoff, *Archiv f. Ophthalmologie*, XXXIII, 1, p. 285.

179. Mackenzie, Traité pratique des maladies de l'œil. 1857, II, p. 287.

180. Churchill, Traité pratique des maladies des femmes, 1881.

181. Level, Sur quelques désordres du système nerveux qui accompagnent la grossesse et la parturition. *Annales d'Oculistique*, XIX.

182. Galezowski, *Recueil d'Ophtalmologie*, 1873, p. 370.

183. Clemens, cité par S. Cohn, 10, p. 150.

184. Sous, cité par S. Cohn, 10, p. 180.

185. Valude, *Annales d'Oculistique*, CVII, p. 271, 1892.

186. Deval, Traité théoriqne et pratique des maladies des yeux, Paris, 18 br., p. 113.

187. Knapp, Reflex amblyopia during pregnancy. *Brit. Med. Journ.*, II, p. 731.

188. Lawford Knaggs, Transactions of the Ophthalmic Soc. of the United Kingdom ; 1896. — *British. Med. Journ.*, 1896, p. 330.

189. Bull, Atrophie optique durant la grossesse. *Annales d'Oculistique*, CVIII, p. 280, 1892.

189 *a*. Bar, Des polynévrites et des mono-névrites gravidiques et en particulier de la névrite optique pendant la grossesse. *Soc. d'Obst. de Paris*, 1904, n° 4, p. 180.

190. Mousson, *Compt. Rend.* de la Soc. de Biologie de Paris, 13 juin 1903.

191. Metaxas G., Des troubles oculaires dans la grossesse et l'accouchement. Thèse, Paris, 1882, p. 85.

192. Teillais, Des quelques hémorragies oculaires pendant la grossesse. *Annales d'Oculistique*, XCV, p. 213.

193. Schöler, Jahresbericht der Augenklinik, Berlin, 1881.

194. Altmann, Abducenslähmung bei Schwangerschaft. Berlin. *Ophthalm. Geoellschaft*, 12 dez. 1901.

195. Windscheid, Neuritis gravidarum und Neuritis puerperalis. Sammlung zwangloser Abhandlungen auf dem Gebiete der Frauenheilkunde und Geburtshilfe. Halle. II, 8, 1898.

196. Sattler, Pulsirender Exophthalmus. Graefe-Saemisch Handbuch der gesammten Augenheilk. II, p. 757, Leipzig, Engelmann, 1880.

197. Lop, *Gazette des hôpitaux*, 1903, n° 106.

198. Baginsky, *Deutsche Med. Wochenschrift*, 1884, n° 37-40.

199. Schmidt-Rimpler, Berlin. *Klin. Wochenschrift*, 1870, p. 575, 589.

199 *a*. Dobrowolsky, *Klin. Monatsbl. f. Augenheilk*, 1881, p. 121.

200. Pick, *Deutsches Archiv. f. Klin. Med.* LVI, p. 69, 1895.

201. Lehmann, Hemianopsie bei puerperaler Amaurose Berlin. Klin. Woch., 1890, p. 1134.

202. Greve, *Deutsche Klinik*, 1873 n° 28 p. 262.

203. Von Graefe, *Archiv für Ophthalmologie*, II, 2, p. 277.

204. Decoin, *Gazette des hôpitaux*, 1876, p. 210.

205. Marcuse, Ein Fall von Amaurosis uraemica im Wochenbett. *Zeitschrift f. Klin. Médizin*, XIII, p. 495, 1888.

206. Eliasberg, Ein Fall urämischer Amaurose während der Entbindung entstanden. *Centralblatt f. frakl. Augenheilk*, XVII, p. 70, 1893.

207. Ebert, Berlin *Klin. Woch*, 1868, n° 2.

208. Rotmann, Berlin *Klin. Woch*, 1894, p. 691.

209. Heyl, *American Journal of Med. Science*, 1874, p. 437.

210. Bouchard Ch., Leçons sur les auto-intoxications. Paris, Masson, 1887, p. 35, 65, 69, 108.

238. Panas, Du rôle de l'infection par voie interne ou endosepsie en ophtalmologie. Festschrift fuer Helmholtz, 70. Geburtsf, 1891.

239. Feeur, *Centralbl. f. prakt. Augenheikunde*; 1881, p. 35.

240. Kriz, cité chez Groenouw, 20, p. 503.

240 a. Collomb et Müller, *Revue médicale de la Suisse Romande*, 1901, p. 747.

241. Rosas, *Oesterreichische Medizinische Jahrbücher*, 1836, VIII.

242. Strzeminski, Metastatischer Absess der Augenhöhle während eines Puerperalfiebers. *Med. Oboyrenje*, XXX, n° 17, p. 404, 1888.

243. Gonzalez J.-J. *Annales de Oftalmologia* (Mexico). IV, n° 12, déc. 1902.

MÉTRORRAGIES

244. Abadie, *Union Médicale*, 1874, n° 15.

245. Chevallereau, *Bull. et Mém. de la Soc. Française d'Ophtalmologie*, 1903, p. 280.

245 a. Gallemaerts, Atrophie optique, suite de métrorragie. Policlinique de Bruxelles, 15 octobre 1904.

246. Neuburger, *Centralblatt für prakt, Augenheilkunde,* 1902, p. 105.

247. Uhthoff, *Archiv. für Ophthalmologie,* XXXIII, p. 285.

248. Hirschberg, *Centralblatt für prakt, Augenheilkunde,* 1892 p. 157.

249. Singer Kurt, *Beiträge zur Augenheilkunde,* 1902, sept.

250. Terson A., *Semaine Médicale,* 1894, p. 245.

251. Assicot, *Archives d'Ophtalmologie,* 1903, p. 417.

252. Chevallereau, *Soc. Française d'Ophtalmologie,* 1890, Mai.

253. Amos, *Americ. Journ. of Ophthalmology,* 1898, p. 166.

254. Terson A., *Soc. d'Ophtalmologie de Paris,* 1903, 7 juillet.

DANGERS DE L'ACCOUCHEMENT POUR L'OEIL DE L'ENFANT

255. Magnus, *Klin. Monatsbl. f. Augenheilkunde,* 1887, p. 385.

256. Nieden. *Klin. Monatsbl. f. Augenheilkunde,* 1891.

257. Bellouard, Thèse de Paris, 1892.

258. Parischeff, *Wratsch,* 1892, n° 47.

259. Armaignac, Sur un cas d'ophtalmie purulente congénitale. *Annales d'Oculistique,* CXXVIII, p. 242, 1902.

260. Morax, *Annales d'Oculistique,* CXXIX, p. 346.

261 Pajot, Les lésions traumatiques que le fœtus peut éprouver pendant l'accouchement. Thèse, Paris, 1853.

262. Steinheim, *Deutsche Med. Woch.* 1883, n° 17.

263. Cramer, *Centralbl. f. Gynäkologie,* 1899, n° 27.

264. V. Hippel, *Archiv f. Ophthalmologie,* XLV, p. 313, 1898.

265. Thompson W. Ernest, *Ophthalmological Society of the United Kingdom,* 8 nov. 1901.

266. Buchanan L., *Ophthalmological Society of the United Kingdom,* 13 mars, 1903.

267. Noyes, *Transactions of the Americ. Ophtalm. Society*, 1895.

268. De Wecker, *Annales d'Oculistique*, CXVI, p. 40, 1896.

269. Cargill, *Ophtalmological Society of the United Kingdom*, 1 May 1902.

269 *a*. Sidler-Huguenin, *Correspondenzblatt für Schweizer Aerzte*, 1903, n° 6.

269 *b*. Fejer, *Centralbl. f. prakt Augenheilkunde*, 1904, p. 238.

270. Bylsma, *Münchner Mediz Woch.*, 1901, n° 45.

271. V. Hippel, *Archiv. f. Ophthalmologie*, LII, de 1901.

272. Thompson, *Ophthalmological Society of the United Kingdom*, 1903, 13 mars.

273. Mühsam, Berlin. *Ophthalmolog. Ges.*, 1901, 28 mars.

274. Berger E., *Archiv. f. Augenheilk*, XXVII, 1887.

275. Daynau, cité par Berger, 11, p. 258.

276. Litzman, cité par Berger, 11, p. 258.

277. Bloch P., *Centralbl. f. prakt. Augeneilkunde*, 1902. p. 134.

278. Nadaud, Les paralysies obstétricales des nouveau-nés. Thèse, Paris, 1872.

279. Philippeau, *Annales d'Oculistique*, CVI, p. 420. 1892.

280. Lohmer, *Zeitschrift f. Geburtshilfe u. Gynækologie*, X, p. 334, 1884.

281. Schroeder, cité par Berger, 11, p. 257.

282. Zweifel, Lehrbuch der Geburtshilfe, 1889, p. 649.

282 *a*. Bouchut, Traité des maladies des nouveau-nés, 1862, p. 815.

282 *b*. Redman, *Annales d'Oculistique*, XXVII, p. 80.

283. Thompson, *Ophthalmolog. Soc. of the United Kingdom*, 1903, 13 mars.

284. Hofmann, *Monatsschr. f. Geburtskunde u. Frauen-Krankheiten*, IV, p. 401, 1854.

285. Bock E., Luxatio bulbi intra partum, *Centralbl. f. prakt. Augenheilk*, 1902, p. 12.

286. Reese, *New-York Eye and Ear Infirmary Reports*, 1896, jan.

287. Schleich, Die Augen von 150 neugeborenen Kindern

ophtalmoskopisch untersucht, *Mitteil. a. d. Ophthalmolog. Klinik Tübingen*, II, p. 44, 1884.

288. KÖNIGSTEIN, *Wiener Mediz. Jahrbücher*, 1881, p. 47.

289. NAUMOFF, *Arch. f. Ophthalmologie*, XXXVI, p. 180, 1890.

290. V. HIPPEL, *Arch. f. Ophthalmologie*, XLV, p. 313, 1898.

PUERPÉRALITÉ

291. WALTER, *Brit. Med. Journal*, I, p. 514, 1881.

292. NAGEL, *Centralbl. f. prakt. Augenheilk*, 1881, p. 230.

293. WERNICKE und KÜSTNER, Berlin. *Klin. Woch*, 1873, n° 28.

294. WEBER F., Berlin. *Klin. Woch*, 1873, n° 23.

295. MANDELSTAMM, Pétersburg. *Mediz, Woch*, III, n° 24. 1878.

296. VON GRAEFE, *Arch. f. Ophthalmologie*, II, 1, p. 222.

297. SZILI, *Centralbl. f. prakt. Augenheilk.*, 1882, p. 169.

298. EASTLAKE, cité chez S. COHN, II, p. 160.

299. SAENGER, Ueber Neuritis puerperalis. *Mitteil. d. Hamburger Krankenanstalt*, I, 3, 1897.

300. REULING, *New-York, Med. Journ.*, p. 393, 1877.

301. PFLÜGER, *Arch. f. Ophthalmologie*, XXIV, 2, p. 181.

LACTATION. — AFFECTIONS DE LA GLANDE MAMMAIRE

302. MIDDLEMORE, Treatise of the diseases of the eye London, 1835, I, p. 207.

303. SCHRŒDER, Lehrbuch d. Geburtshilfe, p. 792.

304. NASSE, *Ammon's Monatschrift f. Augenheilk.*, 1840, III, p. 622.

304 a. GOVO, Recueil d'Ophtalmologie, 1880, p. 183.

305. ROGMANN, *Annales d'Oculistique*, CXII, p. 161, 1894.

306. HUTCHINSON, *Ophthalmic Hospital Reports*, VII, p. 38, 1874.

307. COLLINS, *Lancet*, II, p. 861, 1886.

308. JACOBSON, cité par BERGER, 11, p. 258.

309. CARRON DU VILLARDS, cité par GROENOUW, 20, p. 192.

310. HEINZEL, Beiträge zur Augenheilkunde von Deutsch-
chmann, III, p. 31, 1895.

311. AXENFELD, *Monatsschr. f. Geburtshilfe u. Gynækologie*,
1895, p. 516.

312. GIBBON, *Ophthalmic Hospital Reports*, 1857.

313. NETTLESHIP, *Trans. of the Ophthalmolog. Society of the
United Kingdome*, IV (cas 25), 1884.

314. SCHANZ, *Deutsche Med. Woch.*, 1896, p. 443.

315. JOCQS, *La Clinique Ophtalmologique*, 1900, n° 4,
p. 153.

316. WINTERSTEINER, Ein Fall von Augenmuskelmetastasen
nach Carcinoma mammae. *Klin. Monatsbl. f. Augenheilk*,
1899, p. 331.

317. UHTHOFF, Zur Lehre von dem metastischen Caacinom
der Choroidea. *Festschrift Rud. Virchow gewidmet*, II,
1891.

318. HIRSCHBERG, cité chez GROENOUW, 20, p. 204.

319. SCHOELER, cité par BERGER, 11, p. 294.

320. WAGENMANN, Correspondenzblatt des *allgem : ärztli-
chen Vereines Thüringen*, n° 2, 1898.

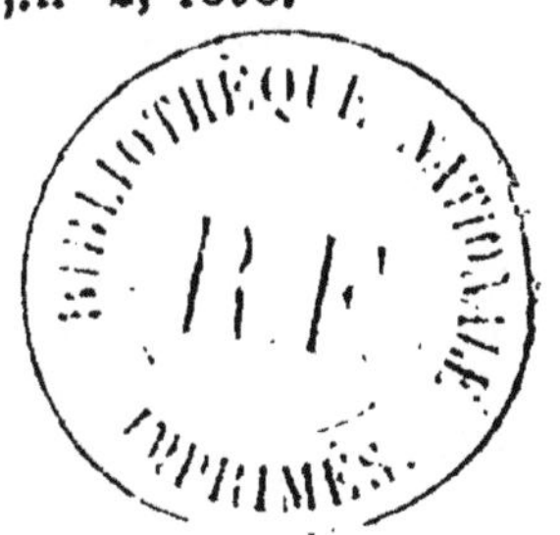

Janvier 1905

FÉLIX ALCAN, ÉDITEUR
ANCIENNE LIBRAIRIE GERMER BAILLIÈRE ET Cie
108, Boulevard Saint-Germain, 108, Paris, 6°.

EXTRAIT DU CATALOGUE
SCIENCES — MÉDECINE — HISTOIRE — PHILOSOPHIE

BIBLIOTHÈQUE
SCIENTIFIQUE INTERNATIONALE
Volumes in-8, cartonnés à l'anglaise. — Prix : 6, 9 et 12 fr.
103 VOLUMES PUBLIÉS :

1. J. TYNDALL. **Les glaciers et les transformations de l'eau,** 7° éd., illustré.
2. W. BAGEHOT. **Lois scientifiques du développement des nations,** 6° édition.
3. J. MAREY. **La machine animale, locomotion terrestre et aérienne,** 6° édition, illustré.
4. A. BAIN. **L'esprit et le corps considérés au point de vue de leurs relations,** 6° édition.
5. PETTIGREW. **La locomotion chez les animaux,** 2° éd., ill.
6. HERBERT SPENCER. **Introd. à la science sociale,** 13° édit.
7. OSCAR SCHMIDT. **Descendance et darwinisme,** 6° édition.
8. H. MAUDSLEY. **Le crime et la folie,** 7° édition.
9. VAN BENEDEN. **Les commensaux et les parasites dans le règne animal,** 4° édition, illustré.
10. BALFOUR STEWART. **La conservation de l'énergie,** 6° éd., illustré.
11. DRAPER. **Les conflits de la science et de la religion,** 11° éd.
12. Léon DUMONT. **Théorie scientifique de la sensibilité,** 4° éd.
13. SCHUTZENBERGER. **Les fermentations,** 6° édition, illustré.
14. WHITNEY. **La vie du langage,** 4° édition.
15. COOKE et BERKELEY. **Les champignons,** 4° éd., illustré.
16. BERNSTEIN. **Les sens,** 5° édition, illustré.
17. BERTHELOT. **La synthèse chimique,** 9° édition.
18. NIEWENGLOWSKI. **La photographie et la photochimie.** illustré.
19. LUYS. **Le cerveau, ses fonctions,** 7° édition.
20. W. STANLEY JEVONS. **La monnaie et le mécanisme de l'échange,** 5° édition.
21. FUCHS. **Les volcans et les tremblements de terre,** 6° éd.
22. GÉNÉRAL BRIALMONT. **La défense des États et les camps retranchés,** 3° édition, avec fig. (*épuisé*).
23. A. DE QUATREFAGES. **L'espèce humaine,** 13° édition.

COLLECTION MÉDICALE

ÉLÉGANTS VOLUMES IN-12, CARTONNÉS A L'ANGLAISE, A 4 ET A 3 FRANCS

Hygiène de l'alimentation dans l'état de santé et de maladie, par le Dr J. LAUMONIER, avec gravures. 3e éd.   4 fr.

Les nouveaux traitements, par *le même.* 2e édit.   4 fr.

L'alimentation des nouveau-nés. *Hygiène de l'allaitement artificiel,* par le Dr S. ICARD, avec 60 gravures. 2e édit. (*Couronné par l'Académie de médecine.*)   4 fr.

La mort réelle et la mort apparente, diagnostic et traitement de la mort apparente, par *le même,* avec gravures.   4 fr.

L'hygiène sexuelle et ses conséquences morales, par le Dr S. RIBBING, prof. à l'Univ. de Lund (Suède). 2e édit.   4 fr.

Hygiène de l'exercice chez les enfants et les jeunes gens, par le Dr F. LAGRANGE, lauréat de l'Institut. 8e édit.   4 fr.

De l'exercice chez les adultes, par *le même.* 4e édition.   4 fr.

Hygiène des gens nerveux, par le Dr LEVILLAIN, avec gravures. 4e édition.   4 fr.

L'idiotie. *Psychologie et éducation de l'idiot,* par le Dr J. VOISIN, médecin de la Salpêtrière, avec gravures.   4 fr.

La famille névropathique, *Hérédité, prédisposition morbide, dégénérescence,* par le D^r CH. FÉRÉ, médecin de Bicêtre, avec gravures. 2e édition.   4 fr.

Le traitement des aliénés dans les familles, par *le même.* 2e édition.   3 fr.

L'éducation rationnelle de la volonté, son emploi thérapeutique, par le Dr PAUL-EMILE LÉVY. Préface de M. le prof. BERNHEIM. 5e édition.   4 fr.

L'hystérie et son traitement, par le Dr PAUL SOLLIER.   4 fr.

Manuel de psychiatrie, par le Dr J. ROGUES DE FURSAC, ancien chef de clinique à la Faculté de Paris. 2e éd.   4 fr.

L'instinct sexuel. *Évolution, dissolution,* par *le même.* 2e édition.   4 fr.

L'éducation physique de la jeunesse, par A. Mosso, profess. à l'Univers. de Turin. Préface du Commandant LEGROS.   4 fr.

Manuel de percussion et d'auscultation, par le Dr P. SIMON, professeur à la Faculté de médecine de Nancy, avec grav.   4 fr.

Éléments d'anatomie et de physiologie génitales et obstétricales, par le Dr A. POZZI, professeur à l'École de médecine de Reims, avec 219 gravures.   4 fr.

Manuel théorique et pratique d'accouchements, par *le même,* avec 138 gravures. 4e édition.   4 fr.

Morphinisme et Morphinomanie, par le Dr PAUL RODET. (*Couronné par l'Académie de médecine.*) 4 fr.

La fatigue et l'entraînement physique, par le D^r PH. TISSIÉ, avec gravures. Préface de M. le prof. BOUCHARD. 2e édition. 4 fr.

Les maladies de la vessie et de l'urèthre chez la femme, par le Dr KOLISCHER ; trad. de l'allemand par le Dr BEUTTNER, de Genève; avec gravures. 4 fr.

La profession médicale. *Ses devoirs, ses droits,* par le Dr G. MORACHE, professeur de médecine légale à l'Université de Bordeaux. 4 fr.

Le mariage. *Étude de socio-biologie et de médecine légale,* par le même. 4 fr.

Grossesse et accouchement. *Étude de socio-biologie et de médecine légale,* par le même. 4 fr.

Naissance et mort. *Étude de socio-biologie et de médecine légale,* par le même. 4 fr.

Manuel d'électrothérapie et d'électrodiagnostic, par le Dr E. ALBERT-WEIL, avec 80 gravures. 2e éd. 4 fr.

Traité de l'intubation du larynx *chez l'enfant et chez l'adulte,* par le Dr A. BONAIN, avec 42 gravures. 4 fr.

Pratique de la chirurgie courante, par le Dr M. CORNET. Préface du Pr OLLIER, avec 111 gravures. 4 fr.

Dans la même collection :

COURS DE MÉDECINE OPÉRATOIRE

de M. le Professeur Félix Terrier.

Petit manuel d'antisepsie et d'asepsie chirurgicales, par les Drs FÉLIX TERRIER, professeur à la Faculté de médecine de Paris, et M. PÉRAIRE, ancien interne des hôpitaux, avec grav. 3 fr.

Petit manuel d'anesthésie chirurgicale, par *les mêmes,* avec 37 gravures. 3 fr.

L'opération du trépan, par *les mêmes,* avec 222 grav. 4 fr.

Chirurgie de la face, par les Drs FÉLIX TERRIER, GUILLEMAIN et MALHERBE, avec gravures. 4 fr.

Chirurgie du cou, par *les mêmes,* avec gravures. 4 fr.

Chirurgie du cœur et du péricarde, par les Drs FÉLIX TERRIER et E. REYMOND, avec 79 gravures. 3 fr.

Chirurgie de la plèvre et du poumon, par *les mêmes,* avec 67 gravures. 4 fr.

MÉDECINE

Extrait du catalogue, par ordre de spécialités.

A. — Pathologie et thérapeutique médicales.

AXENFELD et HUCHARD. **Traité des névroses.** 2ᵉ édition, par HENRI HUCHARD. 1 fort vol. gr. in-8. 20 fr.

BOUCHUT et DESPRÉS. **Dictionnaire de médecine et de thérapeutique médicale et chirurgicale,** comprenant le résumé de la médecine et de la chirurgie, les indications thérapeutiques de chaque maladie, la médecine opératoire, les accouchements, l'oculitisque, l'odontotechnie, les maladies d'oreilles, l'électrisation, la matière médicale, les eaux minérales, et un formulaire spécial pour chaque maladie. 6ᵉ édition, très augmentée. 1 vol. in-4, avec 1001 fig. dans le texte et 3 cartes. Broché, 25 fr. ; relié 30 fr.

BOURCART et CAUTRU. **Le ventre.** I. *Le rein.* 1 vol. gr. in-8 avec grav. et planches. 10 fr.

CAMUS et PAGNIEZ. **Isolement et psychothérapie.** *Traitement de la neurasthénie.* Préface du Pʳ DÉJERINE. 1 vol. gr. in-8. 9 fr.
Couronné par l'Académie des Sciences (Prix Lallemand.)

CORNIL et BABÈS. **Les bactéries et leur rôle dans l'anatomie et l'histologie pathologiques des maladies infectieuses.** 3ᵉ éd. entièrement refondue. 2 vol. in-8, avec 350 fig. dans le texte en noir et en couleurs et 12 planches hors texte. 40 fr.

DAVID. **Les microbes de la bouche.** 1 vol. in-8, avec gravures en noir et en couleurs dans le texte. 10 fr.

DÉJERINE-KLUMPKE (Mᵐᵉ). **Des polynévrites et des paralysies et atrophies saturnines.** 1 vol. in-8. 6 fr.

DELBET (Pierre). **Du traitement des anévrysmes.** 1 vol. in-8. 5 fr.

DUCKWORTH (Sir Dyce). **La goutte,** son traitement. Trad. de l'anglais par le Dʳ RODET. 1 vol. gr. in-8, avec gravures dans le texte. 10 fr.

DURAND-FARDEL. **Traité des eaux minérales** de la France et de l'étranger, leur emploi dans les maladies chroniques. 3ᵉ éd. 1 v. in-8. 10 fr.

FÉRÉ (Ch.). **Les épilepsies et les épileptiques.** 1 vol. gr. in-8, avec 12 planches hors texte et 67 grav. dans le texte. 20 fr.

— **La pathologie des émotions.** 1 vol. in-8. 12 fr.

FINGER (E.). **La syphilis et les maladies vénériennes.** Trad. de l'allemand avec notes par les docteurs SPILLMANN et DOYON. 2ᵉ édit. 1 vol. in-8, avec 5 planches hors texte. 12 fr.

FLEURY (Maurice de). **Introduction à la médecine de l'esprit.** 6ᵉ édit. 1 vol. in-8. 7 fr. 50
(Ouvrage couronné par l'Académie française et par l'Académie de médecine.)

— **Les grands symptômes neurasthéniques.** 2ᵉ édition, revue. 1 vol. in-8. 7 fr. 50

— **Manuel pour l'étude des maladies du système nerveux.** 1 vol. gr. in-8, avec 132 grav. en noir et en couleurs, cart. à l'angl. 25 fr.
Ces deux derniers ouvrages ont été couronnés par l'Académie des Sciences (Prix Lallemand.)

GAYME (L.). **Essai sur la maladie de Basedow.** 1 vol. grand in-8. 6 fr.

GLÉNARD. **Les ptoses viscérales** (Estomac, Intestin, Rein, Foie, Rate). 1 vol. gr. in-8, avec 224 fig. et 30 tableaux synoptiques. 20 fr.

GRASSET. Les maladies de l'orientation et de l'équilibre.
1 vol. in-8, cart à l'angl.   6 fr.

HÉRARD, CORNIL et HANOT. De la phtisie pulmonaire. 2ᵉ éd.
1 vol. in-8, avec fig. dans le texte et pl. coloriées.   20 fr.

ICARD (S.). La femme pendant la période menstruelle. Étude
de psychologie morbide et de médecine légale. In-8.   6 fr.

JANET (P.) et RAYMOND (F.). Névroses et idées fixes.
> Tome I. — *Études expérimentales sur les troubles de la volonté, de
> l'attention, de la mémoire; sur les émotions, les idées obsédantes et
> leur traitement,* par P. Janet. 2ᵉ éd. 1 vol. gr. in-8, avec 68 gr. 12 fr.
> Tome II. — *Fragments des leçons cliniques du mardi sur les névroses,
> les maladies produites par les émotions, les idées obsédantes et
> leur traitement,* par F. Raymond et P. Janet. 1 vol. grand in-8,
> avec 97 gravures.   14 fr.
> *(Ouvrage couronné par l'Académie des Sciences
> et par l'Académie de médecine.)*

JANET (P.) et RAYMOND (F.) Les obsessions et la psychasthénie.
> Tome I. — *Études cliniques et expérimentales sur les idées obsé-
> dantes, les impulsions, les manies mentales, la folie du doute, les
> tics, les agitations, les phobies, les délires du contact, les
> angoisses, les sentiments d'incomplétude, la neurasthénie, les modi-
> fications des sentiments du réel, leur pathogénie et leur traitement,*
> par P. Janet. 1 vol. in-8 raisin, avec gravures dans le texte. 18 fr.
> Tome II. — *Fragments des leçons cliniques du mardi sur les états
> neurasthéniques, les aboulies, les sentiments d'incomplétude, les
> agitations et les angoisses diffuses, les algies, les phobies, les délires
> du contact, les tics, les manies mentales, les folies du doute, les
> idées obsédantes, les impulsions, leur pathogénie et leur traitement,*
> par F. Raymond et P. Janet. 1 vol. in-8 raisin, avec 22 grav.
> dans le texte.   14 fr.

**LAGRANGE (F.). Les mouvements méthodiques et la « méca-
nothérapie ».** 1 vol. in-8, avec 55 gravures dans le texte.   10 fr.

**— Le traitement des affections du cœur par l'exercice et le
mouvement.** 1 vol. in-8, avec nombreux graphiques et une carte
hors texte.   6 fr.

— La médication par l'exercice. 1 vol. gr. in-8 avec 68 grav. et
une planche en couleurs hors texte, 2ᵉ éd.   12 fr.

MARVAUD (A.). Les maladies du soldat, étude étiologique, épidé-
miologique et prophylactique. 1 vol. grand in-8.   20 fr.
> *(Ouvrage couronné par l'Académie des sciences.)*

MOSSÉ. Le diabéte et l'alimentation aux pommes de terre.
1 vol. in-8.   5 fr.

MURCHISON. De la fièvre typhoïde. In-8, avec figures dans le texte
et planches hors texte.   3 fr.

ONIMUS et LEGROS. Traité d'électricité médicale. 2ᵉ édition.
1 fort vol. in-8, avec 275 figures dans le texte.   17 fr.

**RILLIET et BARTHEZ. Traité clinique et pratique des
maladies des enfants.** 3ᵉ édition, refondue et augmentée, par
Barthez et A. Sanné.
> Tome I, 1 fort vol. gr. in-8.   16 fr.
> Tome II, 1 fort vol. gr. in-8.   14 fr.
> Tome III terminant l'ouvrage, 1 fort vol. gr. in-8.   25 fr.

SOLLIER (Paul). **Genèse et nature de l'hystérie.** 2 forts vol. in-8. 20 fr.

SPRINGER. **La croissance.** Son rôle en pathologie. Essai de pathologie générale. 1 vol. in-8. 6 fr.

VOISIN (J.). **L'épilepsie.** 1 vol. in-8. 6 fr.

WIDE (A.). **Traité de gymnastique médicale suédoise.** Trad., annoté et augm. par le Dr Bourcart. 1 vol. in-8, avec 128 grav. 12 fr. 50

B. — Pathologie et thérapeutique chirurgicales.

ANGER (Benjamin). **Traité iconographique des fractures et luxations.** 2e tirage. 1 fort volume in-4, avec 100 planches coloriées, et 127 gravures dans le texte. Relié 150 fr.

Congrès français de chirurgie. Mémoires et discussions, publiés par MM. Pozzi et Picqué, secrétaires généraux :
1re, 2e et 3e sessions : 1885, 1886, 1888, 3 forts vol. gr. in-8, avec fig., chacun, 14 fr. — 4e session : 1889, 1 fort vol. gr. in-8, avec fig., 16 fr. — 5e session : 1891, 1 fort vol. gr. in-8, avec fig., 14 fr. — 6e session : 1892, 1 fort vol. gr. in-8, avec fig., 16 fr. — 7e session : 1893, 1 fort vol. gr. in-8, 18 fr. — 8e, 9e, 10e, 11e, 12e, 13e, 14e, 15e et 16e sessions : 1894-95-96-97-98-99-1901-02-03, chaque volume 20 fr.

DE BOVIS. **Le cancer du gros intestin,** *rectum excepté.* 1 volume in-8. 5 fr.

DELORME. **Traité de chirurgie de guerre.** 2 vol. gr. in-8.
Tome I, avec 95 grav. dans le texte et une pl. hors texte. 16 fr.
Tome II, terminant l'ouvrage, avec 400 grav. dans le texte. 26 fr.
(Ouvrage couronné par l'Académie des Sciences.)

ESTOR. **Guide pratique de chirurgie infantile.** 1 vol. in-8, avec 165 gravures. 8 fr.

FRAISSE. **Principes du diagnostic gynécologique.** 1 vol. in-12, avec gravures. 5 fr.

JAMAIN et TERRIER. **Manuel de pathologie et de clinique chirurgicales.** 3e édition. Tome I, 1 fort vol. in-18, 8 fr. — Tome II, 1 vol. in-18, 8 fr. — Tome III, avec la collaboration de MM. Broca et Hartmann, 1 vol. in-18, 8 fr. — Tome IV, avec la collaboration de MM. Broca et Hartmann, 1 vol. in-18. 8 fr.

KOSCHER. **Les fractures de l'humérus et du fémur.** 1 vol. gr. in-8, avec 105 fig. et 56 planches hors texte. 15 fr.

LABADIE-LAGRAVE et LEGUEU. **Traité médico-chirurgical de gynécologie.** 3e édition entièrement remaniée. 1 vol. grand in-8, avec nombreuses fig., cart. à l'angl. 25 fr.

LE FORT (Léon). **Œuvres complètes,** publiées par le Dr Lejars (1895-1896).
Tome I.— *Hygiène hospitalière, démographie, hygiène publique.* 1 vol. in-8. 20 fr.
Tome II. — *Chirurgie militaire, enseignement.* 1 vol. in-8. 20 fr.
Tome III. — *Chirurgie.* 1 vol. in-8. 20 fr.

F. LEGUEU. **Leçons de clinique chirurgicale** (Hôtel-Dieu, 1901). 1 volume grand in-8, avec 71 gravures dans le texte. 12 fr.

LIEBREICH. **Atlas d'ophtalmoscopie,** représentant l'état normal et les modifications pathologiques du fond de l'œil vues à l'ophtalmoscope. 3e édition. Atlas in-f° de 12 planches. 40 fr.

MALGAIGNE et LE FORT. **Manuel de médecine opératoire.** 9e édit. 2 vol. grand in-18, avec nombreuses fig. dans le texte. 16 fr.

NÉLATON. Éléments de pathologie chirurgicale, par A. NÉLATON, membre de l'Institut, professeur de clinique à la Faculté de médecine, etc. Ouvrage complet en six volumes.

Seconde édition, complètement remaniée, revue par les Drs JAMAIN, PÉAN, DESPRÉS, GILLETTE et HORTELOUP, chirurgiens des hôpitaux. 6 forts vol. gr. in-8, avec 795 figures dans le texte. 32 fr.

NIMIER (H.). **Blessures du crâne et de l'encéphale par coup de feu.** 1 vol. in-8, avec 150 fig. 15 fr.

NIMIER (H.) ET DESPAGNET. **Traité élémentaire d'ophtalmologie.** 1 fort vol. gr. in-8, avec 432 gravures. Cart. à l'angl. 20 fr.

NIMIER (H.) ET LAVAL. **Les projectiles de guerre** et leur action vulnérante. 1 vol. in-12, avec grav. 3 fr.

— **Les explosifs, les poudres, les projectiles d'exercice,** leur action et leurs effets vulnérants. 1 vol. in-12, avec grav. 3 fr.

— **Les armes blanches,** leur action et leurs effets vulnérants. 1 vol. in-12, avec grav. 6 fr.

— **De l'infection en chirurgie d'armée,** évolution des blessures de guerre. 1 vol. in-12, avec grav. 6 fr.

— **Traitement des blessures de guerre.** 1 fort vol. in-12, avec gravures. 6 fr.

RICHARD. **Pratique journalière de la chirurgie.** 2e éd. 1 vol. gr. in-8, avec 215 fig. dans le texte. 5 fr.

SOELBERG-WELLS. **Traité pratique des maladies des yeux.** 1 fort volume gr. in-8, avec fig. 4 fr. 50

TERRIER. **Éléments de pathologie chirurgicale générale.**

1er fascicule : *Lésions traumatiques et leurs complications.* 1 vol. in-8. 7 fr.

2e fascicule : *Complications des lésions traumatiques. Lésions inflammatoires.* 1 vol. in-8. 6 fr.

F. TERRIER ET M. AUVRAY. **Chirurgie du foie et des voies biliaires.** 1 vol. grand in-8, avec 50 fig. 10 fr.

F. TERRIER ET M. PÉRAIRE. **Manuel de petite chirurgie.** 8e édition, entièrement refondue. 1 fort vol. in-12, avec 572 fig., cartonné à l'anglaise. 8 fr.

C. — Thérapeutique. Pharmacie. Hygiène.

BOSSU. **Petit Compendium médical.** 6e édit. 1 vol. in-32, cartonné à l'anglaise. 1 fr. 25

BOUCHARDAT. **Nouveau formulaire magistral.** 1900. 1 vol. in-18, cartonné. 4 fr.

BOUCHARDAT ET DESOUBRY. **Formulaire vétérinaire,** contenant le mode d'action, l'emploi et les doses des médicaments. 6e édit. 1 vol. in-18, broché, 3 fr. 50; cartonné, 4 fr.; relié 4 fr. 50

BOUCHARDAT. **De la glycosurie ou diabète sucré,** son traitement hygiénique. 2e édition. 1 vol. grand in-8, suivi de notes et documents sur la nature et le traitement de la goutte, la gravelle urique, sur l'oligurie, le diabète insipide avec excès d'urée, l'hippurie, la pimélorrhée, etc. 15 fr.

BOUCHARDAT. **Traité d'hygiène publique et privée,** basée sur l'étiologie. 3e édition. 1 fort volume gr. in-8. 18 fr.

LAGRANGE (F.). **La médication par l'exercice.** 1 vol. grand in-8, avec 68 grav. et une carte en couleurs. 2 éd.　　19 fr.

— **Les mouvements méthodiques et la « mécanothérapie »** 1 vol. in-8, avec 55 gravures.　　10 fr.

MOSSÉ. **Le diabète et l'alimentation aux pommes de terre.** 1 volume in-8, avec graphiques.　　5 fr.

WEBER. **Climatothérapie.** Traduit de l'allemand par les docteurs DOYON et SPILMANN. 1 vol. in-8.　　6 fr.

D. — Anatomie. Physiologie. Histologie.

ALEZAIS. **Étude anatomique sur le cobaye.** 1 vol. in-4°, avec 58 gravures.　　8 fr.

BELZUNG. **Anatomie et physiologie végétales.** 1 fort volume in-8, avec 1700 gravures.　　20 fr.

— **Anatomie et physiologie animales.** 9° édition revue. 1 fort volume in-8, avec 522 gravures dans le texte, broché, 6 fr.; cart.　7 fr.

BÉRAUD (B.-J.). **Atlas complet d'anatomie chirurgicale topographique,** pouvant servir de complément à tous les ouvrages d'anatomie chirurgicale, composé de 100 planches représentant plus de 200 figures gravées sur acier, avec texte explicatif. 1 fort vol. in-4.
Prix : Fig. noires, relié, 60 fr. — Fig. coloriées, relié, 120 fr.

BURDON-SANDERSON, FOSTER et BRUNTON. **Manuel du laboratoire de physiologie.** Traduit de l'anglais par M. MOQUIN-TANDON. 1 vol. in-8, avec 184 figures dans le texte.　　7 fr.

CORNIL, RANVIER, BRAULT et LETULLE. **Manuel d'histologie pathologique.** 3° édition entièrement remaniée.

TOME I, par MM. RANVIER, CORNIL, BRAULT, F. BEZANÇON et M. CAZIN. — *Histologie normale.* — *Cellules et tissus normaux.* — *Généralités sur l'histologie pathologique.* — *Altération des cellules et des tissus.* — *Inflammations.* — *Tumeurs.* — *Notions sur les bactéries.* — *Maladies des systèmes et des tissus.* — *Altérations du tissu conjonctif.* 1 vol. in-8, avec 387 gravures en noir et en couleurs.　　25 fr.

TOME II, par MM. DURANTE, JOLLY, DOMINICI, GOMBAULT et PHILLIPE. — *Muscles.* — *Sang et hématopoïèse.* — *Généralités sur le système nerveux.* 1 vol. in-8, avec 278 grav. en noir et en couleurs.　25 fr.

TOME III, par MM. GOMBAULT, NAGEOTTE, RICHE, MARIE, DURANTE, MILIAN, BEZANÇON. — *Cerveau.* — *Moelle.* — *Nerfs.* — *Cœur.* — *Poumon.* — *Ganglion lymphatique.* — *Rate.* 1 vol. in-8, avec gravures en noir et en couleurs.　　25 fr.

L'ouvrage complet comprendra 4 volumes.

DEBIERRE. **Traité élémentaire d'anatomie de l'homme.** Anatomie descriptive et dissection, avec notions d'organogénie et d'embryologie générales. Ouvrage complet en 2 volumes.　　40 fr.

TOME I. *Manuel de l'amphithéâtre.* 1 vol. in-8 de 950 pages, avec 450 figures en noir et en couleurs dans le texte.　　20 fr.

TOME II ET DERNIER. 1 vol. in-8, avec 515 figures en noir et en couleurs dans le texte.　　20 fr.

(*Couronné par l'Académie des Sciences.*)

DEBIERRE. **Les Centres nerveux** (Moelle épinière et encéphale), avec applications physiologiques et médico-chirurgicales. 1 vol. in-8, avec grav. en noir et en couleurs. 12 fr.
— **Atlas d'ostéologie**, comprenant les articulations des os et les insertions musculaires. 1 vol. in-4, avec 253 grav. en noir et en couleurs, cart. toile dorée. 12 fr.
— **Leçons sur le péritoine.** 1 vol. in-8, avec 58 figures. 4 fr.
— **L'embryologie en quelques leçons.** 1 vol. in-8, avec 144 fig. 4 fr.
G. DEMENY. **Mécanisme et éducation des mouvements.** 1 vol. in-8, avec 565 figures. 9 fr.
DUVAL (Mathias). **Le placenta des rongeurs.** 1 vol. in-4, avec 106 fig. dans le texte et un atlas de 22 planches en taille-douce hors texte. 40 fr.
— **Le placenta des carnassiers.** 1 beau vol. in-4, avec 46 figures dans le texte et un atlas de 13 planches en taille-douce. 25 fr.
— **Études sur l'embryologie des chéiroptères.** *L'ovule, la gastrula, le blastoderme et l'origine des annexes chez le murin.* 1 fort vol., avec 29 fig. dans le texte et 5 planches en taille-douce. 15 fr.
FAU. **Anatomie des formes du corps humain,** à l'usage des peintres et des sculpteurs. 1 atlas in-folio de 25 planches. Prix : Figures noires, 15 fr. — Figures coloriées 30 fr.
FÉRÉ. **Travail et plaisir.** *Études de psycho-mécanique.* 1 vol. gr. in-8, avec 200 fig. 12 fr.
LE DANTEC. **Traité de Biologie.** 1 vol. grand in-8, avec fig. 15 fr.
PREYER. **Éléments de physiologie générale.** Traduit de l'allemand par M. J. Soury. 1 vol. in-8. 5 fr.
— **Physiologie spéciale de l'embryon.** 1 vol. in-8, avec figures et 9 planches hors texte. 7 fr. 50

BIBLIOTHÈQUE GÉNÉRALE DES SCIENCES SOCIALES

Secrétaire de la rédaction : DICK MAY, Secr. gén. de l'Éc. des Hautes Études sociales.
Volumes in-8 carré de 300 pages environ, cart. à l'anglaise. Chaque volume, 6 fr.

L'Individualisation de la peine, par R. Saleilles, professeur à la Faculté de droit de l'Université de Paris.
L'Idéalisme social, par Eugène Fournière.
Ouvriers du temps passé (xve et xvie siècles), par H. Hauser, professeur à l'Université de Dijon.
Les transformations du pouvoir, par G. Tarde, de l'Institut, professeur au Collège de France.
Morale sociale, par MM. G. Belot, Marcel Bernès, Brunschvicg, F. Buisson, Darlu, Dauriac, Delbet, Ch. Gide, M. Kovalevsky, Malapert, le R. P. Maumus, de Roberty, G. Sorel, le Pasteur Wagner. Préface de M. Émile Boutroux, de l'Institut.
Les enquêtes, *pratique et théorie,* par P. du Maroussem. (*Ouvrage couronné par l'Institut.*)
Questions de morale, par MM. Belot, Bernès, F. Buisson, A. Croiset, Darlu, Delbos, Fournière, Malapert, Moch, D. Parodi, G. Sorel.

Le développement du catholicisme social, depuis l'encyclique *Rerum Novarum*, par MAX TURMANN.

Le socialisme sans doctrines, par A. MÉTIN.

L'éducation morale dans l'Université (*Enseignement secondaire*). Conférences et discussions, sous la présidence de M. A. CROISET, doyen de la Faculté des lettres de l'Université de Paris.

La méthode historique appliquée aux sciences sociales, par CH. SEIGNOBOS, maître de conf. à l'Univ. de Paris.

Assistance sociale. *Pauvres et mendiants*, par PAUL STRAUSS, sénateur.

L'hygiène sociale, par E. DUCLAUX, de l'Institut, directeur de l'Institut Pasteur.

Le contrat de travail. *Le rôle des syndicats professionnels*, par P. BUREAU, professeur à la Faculté libre de droit de Paris.

Essai d'une philosophie de la solidarité. Conférences et discussions, sous la présidence de MM. LÉON BOURGEOIS, député, ancien président du Conseil des ministres, et A. CROISET, de l'Institut, doyen de la Faculté des lettres de Paris.

L'éducation de la démocratie. Leçons professées à l'École des Hautes Études sociales, par MM. E. LAVISSE, A. CROISET, SEIGNOBOS, MALAPERT, LANSON, HADAMARD.

L'exode rural et le retour aux champs, par E. VANDERVELDE, professeur à l'Université nouvelle de Bruxelles.

La lutte pour l'existence et l'évolution des sociétés, par J.-L. DE LANESSAN, député, ancien ministre de la Marine.

La concurrence sociale et les devoirs sociaux, par LE MÊME.

La démocratie devant la science, par C. BOUGLÉ, professeur à l'Université de Toulouse.

L'individualisme anarchiste. *Max Stirner*, par V. BASCH, professeur à l'Université de Rennes.

Les applications sociales de la solidarité, par MM. P. BUDIN, CH. GIDE, H. MONOD, PAULET, ROBIN, SIEGFRIED, BROUARDEL. Préface de M. LÉON BOURGEOIS.

La paix et l'enseignement pacifiste, par MM. FR. PASSY, CH. RICHET, D'ESTOURNELLES DE CONSTANT, E. BOURGEOIS, A. WEISS, H. LA FONTAINE, G. LYON.

Études sur la philosophie morale au XIXe siècle, par MM. BELOT, A. DARLU, M. BERNÈS, A. LANDRY, CH. GIDE, E. ROBERTY, R. ALLIER, H. LICHTENBERGER, L. BRUNSCHVICG.

Enseignement et démocratie, par MM. CROISET, DEVINAT, BOITEL, MILLERAND, APPELL, SEIGNOBOS, LANSON, CH.-V. LANGLOIS.

MINISTRES ET HOMMES D'ÉTAT

Volumes in-16, à 2 fr. 50

Bismarck, par HENRI WELSCHINGER.

Prim, par H. LÉONARDON.

Disraeli, par M. COURCELLE.

Mac Kinley, par A. VIALLATE.

Ôkoubo, ministre japonais, par M. COURANT.

BIBLIOTHÈQUE
D'HISTOIRE CONTEMPORAINE
Volumes in-18 et in-8

EUROPE

HISTOIRE DE L'EUROPE PENDANT LA RÉVOLUTION FRANÇAISE, par *H. de Sybel*. Traduit de l'allemand par Mlle Dosquet. 6 vol. in-8. Chacun séparément. . . . . **7 fr.**

HISTOIRE DIPLOMATIQUE DE L'EUROPE, DE 1815 A 1878, par *Debidour*, 2 vol. in-8. . . . . **18 fr.**

LA QUESTION D'ORIENT, depuis ses origines jusqu'à nos jours, par *E. Driault*; préface de *G. Monod*. 1 vol. in-8. 3ᵉ édit. . . . . . **7 fr.**

LA PAPAUTÉ, par *I. de Dœllenger*. Traduit de l'allemand par *A. Giraud-Teulon*. 1 vol. in-8. . . . . **7 fr.**

FRANCE

LA RÉVOLUTION FRANÇAISE, par *H. Carnot*. 1 vol. in-18. Nouv. éd. 3 fr. 50

LA THÉOPHILANTHROPIE ET LE CULTE DÉCADAIRE, par *A. Mathiez*. 1 vol. in-8. . . . . **12 fr.**

CONDORCET ET LA RÉVOLUTION FRANÇAISE, par *L. Cahen*. 1 vol. in-8. 10 fr.

LE CULTE DE LA RAISON ET LE CULTE DE L'ÊTRE SUPRÊME (1793-1794). Étude historique, par *A. Aulard*. 2ᵉ éd. 1 vol. in-18. . . . . 3 fr. 50

ÉTUDES ET LEÇONS SUR LA RÉVOLUTION FRANÇAISE, par *A. Aulard*. 4 vol. in-18. Chacun . . . . 3 fr. 50

VARIÉTÉS RÉVOLUTIONNAIRES, par *M. Pellet*. 3 vol. in-18. Chacun 3 fr. 50

HOMMES ET CHOSES DE LA RÉVOLUTION, par *Eug. Spuller*. 1 vol. in-18. . . . . 3 fr. 50

LES CAMPAGNES DES ARMÉES FRANÇAISES (1792-1815), par *C. Vallaux*. 1 vol. in-18, avec 17 cartes. . . . . 3 fr. 50

LA POLITIQUE ORIENTALE DE NAPOLÉON (1806-1808), par *E. Driault*. 1 vol. in-8. . . . . **7 fr.**

NAPOLÉON ET LA SOCIÉTÉ DE SON TEMPS, par *P. Bondois*. 1 vol. in-8. 7 fr.

DE WATERLOO A SAINTE-HÉLÈNE (20 juin. 16 oct. 1815), par *J. Silvestre*. 1 vol. in-16. . . . . 3 fr. 50

HISTOIRE DE LA RESTAURATION, par *de Rochau*. 1 vol. in-18. . 3 fr. 50

HISTOIRE DE DIX ANS (1830-1840), par *Louis Blanc*. 5 vol. in-8. Chacun. 5 fr.

HISTOIRE DU SECOND EMPIRE (1848-1870), par *Taxile Delord*. 6 vol. in-8. Chacun . . . . **7 fr.**

HISTOIRE DU PARTI RÉPUBLICAIN (1814-1870), par *G. Weill*. 1 v. in-8. 10 fr.

HISTOIRE DU MOUVEMENT SOCIAL (1852-1902), par *le même*. 1 v. in-8. 7 fr.

LA CAMPAGNE DE L'EST (1870-71), par *Poullet*. 1 vol. in-8 avec cartes. 7 fr.

HISTOIRE DE LA TROISIÈME RÉPUBLIQUE, par *E. Zévort* :
    I. *Présidence de M. Thiers*. 1 vol. in-8. 2ᵉ édit. . . . . . **7 fr.**
    II. *Présidence du Maréchal*. 1 vol. in-8. 2ᵉ édit. . . . . **7 fr.**
    III. *Présidence de Jules Grévy*. 1 vol. in-8. 2ᵉ édit. . . . **7 fr.**
    IV. *Présidence de Sadi-Carnot*. 1 vol. in-8. . . . . **7 fr.**

LA SOCIÉTÉ FRANÇAISE SOUS LA TROISIÈME RÉPUBLIQUE, par *Marius-Ary Leblond*. 1 vol. in-8. . . . . **5 fr.**

HISTOIRE DE LA LIBERTÉ DE CONSCIENCE EN FRANCE (1595-1870), par *G. Bonet-Maury*. 1 vol. in-8. **5 fr.**

LES CIVILISATIONS TUNISIENNES (Musulmans, Israélites, Européens), par *Paul Lapie*. 1 vol. in-18. . . . . 3 fr. 50

LA FRANCE POLITIQUE ET SOCIALE, par *Aug. Laugel*. 1 vol. in-8. 5 fr.

HISTOIRE DES RAPPORTS DE L'ÉGLISE ET DE L'ÉTAT EN FRANCE (1789-1870), par *A. Debidour*. 1 vol. in-8. (*Couronné par l'Institut*). . . **12 fr.**

LES COLONIES FRANÇAISES, par *P. Gaffarel*. 1 vol. in-8. 6ᵉ éd. . . 5 fr.

LA FRANCE HORS DE FRANCE. *Notre émigration, sa nécessité, ses conditions*, par *J.-B. Piolet*. 1 vol. in-8. . . . . **10 fr.**

L'INDO-CHINE FRANÇAISE, étude économique, politique et administrative sur *la Cochinchine, le Cambodge, l'Annam et le Tonkin* (Médaille Du-

pleix de la Société de Géographie commerciale), par *J.-L. de Lanessan*.
1 vol. in-8, avec 5 cartes en couleurs. . . . . 15 fr.
L'ALGÉRIE, par *M. Wahl*. 1 vol. in-8. 4e édition, revue par *A. Bernard*.
(Ouvrage couronné par l'Institut). . . . . 5 fr.

ANGLETERRE

HISTOIRE CONTEMPORAINE DE L'ANGLETERRE, depuis la mort de la reine
Anne jusqu'à nos jours, par *H. Reynald*. 1 vol. in-18. 2e éd. 3 fr. 50
LORD PALMERSTON ET LORD RUSSELL, par *Aug. Laugel*. 1 vol. in-18. 3 fr. 50
LE SOCIALISME EN ANGLETERRE, par *Albert Métin*. 1 vol. in-18. 3 fr. 50
HISTOIRE GOUVERNEMENTALE DE L'ANGLETERRE (1770-1830), par *Cornewal
Lewis*. 1 vol. in-8 . . . . 7 fr.

ALLEMAGNE

HISTOIRE DE LA PRUSSE, depuis la mort de Frédéric II jusqu'à la ba-
taille de Sadowa, par *Eug. Véron*. 1 vol. in-18. 6e éd., revue par *Paul
Bondois*. . . . . 3 fr. 50
HISTOIRE DE L'ALLEMAGNE, depuis la bataille de Sadowa jusqu'à nos jours,
par *Eug. Véron*. 1 vol. in-18. 3e éd., continuée jusqu'en 1892, par
Paul Bondois. . . . . 3 fr. 50
LE SOCIALISME ALLEMAND ET LE NIHILISME RUSSE, par *J. Bourdeau*. 1 vol.
in-18. 2e édition. . . . . 3 fr. 50
LES ORIGINES DU SOCIALISME D'ÉTAT EN ALLEMAGNE, par *Ch. Andler*. 1 vol.
in-8. . . . . 7 fr.
L'ALLEMAGNE NOUVELLE ET SES HISTORIENS (*Niebuhr, Ranke, Mommsen,
Sybel, Treitschke*), par *A. Guilland*. 1 vol. in-8 . . . . . . 5 fr.
LA DÉMOCRATIE SOCIALISTE ALLEMANDE, par *Edg. Milhaud*. 1 vol.
in-8 . . . . 10 fr.
LA PRUSSE ET LA RÉVOLUTION DE 1848, par *P. Matter*. 1 vol.
in-18 . . . . 3 fr. 50

AUTRICHE-HONGRIE

LES TCHÈQUES ET LA BOHÊME CONTEMPORAINE, par *J. Bourlier*. 1 vol.
in-18. 3 fr. 50
LES RACES ET LES NATIONALITÉS EN AUTRICHE-HONGRIE, par *B. Auerbach*.
1 vol. in-8 . . . . 5 fr.
HISTOIRE DES HONGROIS ET DE LEUR LITTÉRATURE POLITIQUE (1790-1815),
par *Ed. Sayous*. 1 vol. in-18 . . . . 3 fr. 50
LE PAYS MAGYAR, par *R. Recouly*. 1 vol. in-18. . . . . . . 3 fr. 50

ESPAGNE

HISTOIRE DE L'ESPAGNE, depuis la mort de Charles III jusqu'à nos jours,
par *H. Reynald*. 1 vol. in-18. . . . . 3 fr. 50

SUISSE

HISTOIRE DU PEUPLE SUISSE, par *Daendliker*; précédée d'une Introduction
par *Jules Favre*. 1 vol. in-8. . . . . 5 fr.

AMÉRIQUE

HISTOIRE DE L'AMÉRIQUE DU SUD, par *Alf. Deberle*. 1 vol. in-18. 3e éd., revue
par *A. Milhaud*. . . . . 3 fr. 50

ITALIE

HISTOIRE DE L'UNITÉ ITALIENNE (1814-1871), par *Bolton King*. Traduit
de l'anglais par *Macquart*; introduction de *Yves Guyot*. 2 vol. in-8. 15 fr.
HISTOIRE DE L'ITALIE, depuis 1815 jusqu'à la mort de Victor-Emmanuel,
par *E. Sorin*. 1 vol. in-18 . . . . 3 fr. 50
BONAPARTE ET LES RÉPUBLIQUES ITALIENNES (1796-1799), par *P. Gaffarel*.
1 vol. in-8 . . . . 5 fr.

ROUMANIE

HISTOIRE DE LA ROUMANIE CONTEMPORAINE (1822-1900), par *F. Damé*.
1 vol. in-8 . . . . 7 fr.

GRÈCE et TURQUIE

LA TURQUIE ET L'HELLÉNISME CONTEMPORAIN, par *V. Bérard*. 1 vol. in-18.
4ᵉ éd. (*Ouvrage couronné par l'Académie française*). . . . .   3 fr. 50
BONAPARTE ET LES ILES IONIENNES (1797-1816), par *E. Rodocanachi*.
1 vol. in-8. . . . .   5 fr.

CHINE

HISTOIRE DES RELATIONS DE LA CHINE AVEC LES PUISSANCES OCCIDENTALES
(1861-1902), par *H. Cordier*. 3 vol. in-8, avec cartes. . . . . .   30 fr.
L'EXPÉDITION DE CHINE DE 1857-58, par *le même*. 1 vol. in-8. . .   7 fr.
EN CHINE, *Mœurs et institutions. Hommes et faits*, par *Maurice Courant*.
1 vol. in-18 . . . .   3 fr. 50

ÉGYPTE

LA TRANSFORMATION DE L'ÉGYPTE, par *Alb. Métin*. 1 vol. in-18.   3 fr. 50

Paul Louis. L'OUVRIER DEVANT L'ÉTAT. 1 vol. in-8. . . . . . .   7 fr.
E. Driault. LES PROBLÈMES POLITIQUES ET SOCIAUX A LA FIN DU
XIXᵉ SIÈCLE. 1 vol. in-8. . . . .   7 fr.
Louis Blanc. DISCOURS POLITIQUES (1848-1881). 1 vol. in-8.   7 fr. 50
Jules Barni. HISTOIRE DES IDÉES MORALES ET POLITIQUES EN FRANCE
AU XVIIIᵉ SIÈCLE. 2 vol. in-18, chaque volume . . . .   3 fr. 50
Jules Barni. LES MORALISTES FRANÇAIS AU XVIIIᵉ SIÈCLE. 1 vol.
in-18 . . . .   3 fr. 50
Deschanel (E.). LE PEUPLE ET LA BOURGEOISIE. 1 vol. in-8. 2ᵉ éd.   5 fr.
E. de Laveleye. LE SOCIALISME CONTEMPORAIN. 1 volume in-18.
11ᵉ édition, augmentée. . . . .   3 fr. 50
E. Despois. LE VANDALISME RÉVOLUTIONNAIRE. 1 vol. in-18. 4ᵉ éd.   3 fr. 50
Du Casse. LES ROIS FRÈRES DE NAPOLÉON Iᵉʳ. 1 vol. in-8. .   10 fr.
Eug. Spuller. FIGURES DISPARUES, portraits contemporains, littéraires
et politiques. 3 vol. in-18, chaque volume. . . . .   3 fr. 50
Eug. Spuller. L'ÉDUCATION DE LA DÉMOCRATIE. 1 vol. in-18.   3 fr. 50
Eug. Spuller. L'ÉVOLUTION POLITIQUE ET SOCIALE DE L'ÉGLISE. 1 vol.
in-18 . . . .   3 fr. 50
J. Reinach. LA FRANCE ET L'ITALIE DEVANT L'HISTOIRE. 1 vol. in-8.   5 fr.
J. Reinach. PAGES RÉPUBLICAINES. 1 vol. in-18. . . . . . .   3 fr. 50
G. Schefer. BERNADOTTE ROI (1810-1818-1844). 1 vol. in-8. .   5 fr.
G. Guéroult. LE CENTENAIRE DE 1789. Évolution politique, philos.,
artistique et scientifique de l'Europe depuis cent ans. In-18.   3 fr. 50
Hourard. HENRI IV ET LA PRINCESSE DE CONDÉ. 1 vol. in-8. .   6 fr.
Hector Depasse. TRANSFORMATIONS SOCIALES. 1 vol. in-18.   3 fr. 50
Hector Depasse. DU TRAVAIL ET DE SES CONDITIONS. 1 vol.
in-18. . . . .   3 fr. 50
Eug. d'Eichthal. SOUVERAINETÉ DU PEUPLE ET GOUVERNEMENT. 1 vol.
in-18. . . . .   3 fr. 50
G. Isambert. LA VIE A PARIS PENDANT UNE ANNÉE DE LA RÉVOLUTION
(1791-1792). 1 vol. in-18. . . . .   3 fr. 50
Novicow. LA POLITIQUE INTERNATIONALE. 1 vol. in-8. . . . .   7 fr.
G. Weill. L'ÉCOLE SAINT-SIMONIENNE. 1 vol. in-18 . .   3 fr. 50
A. Lichtenberger. LE SOCIALISME UTOPIQUE. 1 vol. in-18.   3 fr. 50
A. Lichtenberger. LE SOCIALISME ET LA RÉVOLUTION FRANÇAISE.
1 vol. in-8.   5 fr.
Paul Matter. LA DISSOLUTION DES ASSEMBLÉES PARLEMENTAIRES.
1 vol. in-8.   5 fr.
J. Bourdeau. L'ÉVOLUTION DU SOCIALISME. 1 vol. in-18. . .   3 fr. 50
Em. Beaussire. LA GUERRE ÉTRANGÈRE ET LA GUERRE CIVILE. 1 vol.
in-18. . . . .   3 fr. 50

BIBLIOTHÈQUE UTILE

Élégants volumes in-32, de 192 pages chacun.

Le volume broché, **60** centimes; en cartonnage anglais, **1** franc.

1. **Morand**. Introduction à l'étude des sciences physiques. 6e éd.
2. **Cruvellhier**. Hygiène générale. 9e édit.
3. **Corbon**. De l'enseignement professionnel. 4e édit.
4. **L. Pichat**. L'art et les artistes en France. 5e édit.
5. **Buchez**. Les Mérovingiens. 6e éd.
6. **Buchez**. Les Carlovingiens. 2e éd.
7. **F. Morin**. La France au moyen âge. 5e édit.
8. **Bastide**. Luttes religieuses des premiers siècles. 5e édit.
9. **Bastide**. Les guerres de la Réforme. 5e édit.
10. **Pelletan**. Décadence de la monarchie française. 5e édit.
11. **Brothier**. Histoire de la terre. 8e éd.
12. **Bouant**. Les principaux faits de la chimie (avec fig.).
13. **Turck**. Médecine populaire. 6e édit.
14. **Morin**. La loi civile en France. 5e édit.
15. **Paul Louis**. Les lois ouvrières.
16. (*Épuisé.*)
17. **Catalan**. Notions d'astronomie. 6e édit.
18. **Cristal**. Les délassements du travail. 4e édit.
19. **V. Meunier**. Philosophie zoologique. 3e édit.
20. **J. Jourdan**. La justice criminelle en France. 4e édit.
21. **Ch. Rolland**. Histoire de la maison d'Autriche. 4e édit.
22. **Eug. Despois**. Révolution d'Angleterre. 4e édit.
23. **B. Gastineau**. Les génies de la science et de l'industrie. 2e éd.
24. **Leneveux**. Le budget du foyer. Économie domestique. 3e édit.
25. **L. Combes**. La Grèce ancienne. 4e édit.
26. **F. Lock**. Histoire de la Restauration. 5e édit.
27. **Brothier**. Histoire populaire de la philosophie. (*Épuisé.*)
28. **Elie Margollé**. Les phénomènes de la mer. 7e édit.
29. **L. Collas**. Histoire de l'empire ottoman. 3e édit.
30. **F. Zurcher**. Les phénomènes de l'atmosphère. 7e édit.
31. **E. Raymond**. L'Espagne et le Portugal. 3e édit.
32. **Eugène Noël**. Voltaire et Rousseau. 4e édit.
33. **A. Ott**. L'Asie occidentale et l'Egypte. 3e édit.
34. **Ch. Richard**. Origine et fin des mondes. (*Épuisé.*)
35. **Enfantin**. La vie éternelle. 5e éd.
36. **Brothier**. Causeries sur la mécanique. 5e édit.
37. **Alfred Doneaud**. Histoire de la marine française. 1e édit.
38. **F. Lock**. Jeanne d'Arc. 3e édit.
39-40. **Carnot**. Révolution française, 2 vol. 7e édit.
41. **Zurcher et Margollé**. Télescope et microscope. 2e édit.
42. **Biersy**. Torrents, fleuves et canaux de la France. 3e édit.
43. **Secchi, Wolf, Briot et Delaunay**. Le soleil et les étoiles. 5e édit.
44. **Stanley Jevons**. L'économie politique. 9e édit.
45. **Ferrière**. Le darwinisme. 8e éd.
46. **Leneveux**. Paris municipal. 2e édit.
47. **Boillot**. Les entretiens de Fontenelle sur la pluralité des mondes.
48. **Zevort (Edg.)**. Histoire de Louis-Philippe. 4e édit.
49. **Geikie**. Géographie physique (avec fig.). 4e édit.
50. **Zaborowski**. L'origine du langage. 5e édit.
51. **H. Biersy**. Les colonies anglaises.
52. **Albert Lévy**. Histoire de l'air (avec fig.). 4e édit.
53. **Geikie**. La géologie (avec fig.). 4e édit.
54. **Zaborowski**. Les migrations des animaux. 3e édit.
55. **F. Paulhan**. La physiologie de l'esprit. 5e édit.
56. **Zurcher et Margollé**. Les phénomènes célestes. 3e édit.
57. **Girard de Rialle**. Les peuples de l'Afrique et de l'Amérique. 2e éd.
58. **Jacques Bertillon**. La statistique humaine de la France.

59. **Paul Gaffarel.** La défense nationale en 1792. 2e édit.
60. **Herbert Spencer.** De l'éducation. 8e édit.
61. **Jules Barni.** Napoléon Ier. 3e édit.
62. **Huxley.** Premières notions sur les sciences. 4e édit.
63. **P. Bondois.** L'Europe contemporaine (1789-1879). 2e édit.
64. **Grove.** Continents et océans. 3e éd.
65. **Jouan.** Les îles du Pacifique.
66. **Robinet.** La philosophie positive. 4e édit.
67. **Renard.** L'homme est-il libre? 5e édit.
68. **Zaborowski.** Les grands singes.
69. **Hatin.** Le Journal.
70. **Girard de Rialle.** Les peuples de l'Asie et de l'Europe.
71. **Doneaud.** Histoire contemporaine de la Prusse. 2e édit.
72. **Dufour.** Petit dictionnaire des falsifications. 4e édit.
73. **Henneguy.** Histoire de l'Italie depuis 1815.
74. **Leneveux.** Le travail manuel en France. 2e édit.
75. **Jouan.** La chasse et la pêche des animaux marins.
76. **Regnard.** Histoire contemporaine de l'Angleterre.
77. **Bouant.** Hist. de l'eau (avec fig.).
78. **Jourdy.** Le patriotisme à l'école.
79. **Mongredien.** Le libre-échange en Angleterre.
80. **Creighton.** Histoire romaine (avec fig.)
81-82. **P. Bondois.** Mœurs et institutions de la France. 2 vol. 2e éd.
83. **Zaborowski.** Les mondes disparus (avec fig.). 3e édit.
84. **Debidour.** Histoire des rapports de l'Église et de l'État en France (1789-1871). Abrégé par Dubois et Sarthou.
85. **H. Beauregard.** Zoologie générale (avec fig.).
86. **Wilkins.** L'antiquité romaine (avec fig.). 2e édit.
87. **Maigne.** Les mines de la France et de ses colonies.
88. **Broquère.** Médecine des accidents.
89. **E. Amigues.** A travers le ciel.
90. **H. Gossin.** La machine à vapeur (avec fig.).
91. **Gaffarel.** Les frontières françaises. 2e édit.
92. **Dallet.** La navigation aérienne (avec fig.).
93. **Collier.** Premiers principes des beaux-arts (avec fig.).
94. **A. Larbalétrier.** L'agriculture française (avec fig.).
95. **Gossin.** La photographie (fig.).
96. **P. Genevoix.** Les matières premières.
97. **Faque.** L'Indo-Chine française.
98. **Monin.** Les maladies épidémiques (avec fig.).
99. **Petit.** Économie rurale et agricole.
100. **Mahaffy.** L'antiquité grecque (avec fig.).
101. **Bère.** Hist. de l'armée française.
102. **F. Genevoix.** Les procédés industriels.
103. **Quesnel.** Histoire de la conquête de l'Algérie.
104. **A. Coste.** Richesse et bonheur.
105. **Joyeux.** L'Afrique française (avec fig.).
106. **G. Mayer.** Les chemins de fer (avec fig.).
107. **Ad. Coste.** Alcoolisme ou Épargne. 4e édit.
108. **Ch. de Larivière.** Les origines de la guerre de 1870.
109. **Gérardin.** Botanique générale (avec fig.).
110. **D. Bellet.** Les grands ports maritimes de commerce (avec fig.).
111. **H. Coupin.** La vie dans les mers (avec fig.).
112. **A. Larbalétrier.** Les plantes d'appartement (avec fig.).
113. **A. Milhaud.** Madagascar. 2e éd.
114. **Sérieux et Mathieu.** L'Alcool et l'alcoolisme. 2e édit.
115. **Dr J. Laumonier.** L'hygiène de la cuisine.
116. **Adrien Berget.** La viticulture nouvelle. 2e éd.
117. **A. Acloque.** Les insectes nuisibles (avec fig.).
118. **G. Meunier.** Histoire de la littérature française. 2e éd.
119. **P. Merklen.** La Tuberculose; son traitement hygiénique.
120. **G. Meunier.** Histoire de l'art (avec fig.).
121. **Larrivé.** L'assistance publique.
122. **Adrien Berget.** La pratique des vins.
123. **A. Berget.** Les vins de France. (*Guide du consommateur.*)
124. **Vaillant.** Petite chimie de l'agriculteur.
125. **S. Zaborowski.** L'homme préhistorique. 7e édit.

BIBLIOTHÈQUE
DE PHILOSOPHIE CONTEMPORAINE

VOLUMES IN-12.

Br., 2 fr. 50; cart. à l'angl., 3 fr.; reliés, 4 fr.

Alaux.
Philosophie de Victor Cousin.
R. Allier.
Philosophie d'Ernest Renan. 2ᵉ éd.
L. Arréat.
La morale dans le drame, l'épopée et le roman. 2ᵉ édition.
Mémoire et imagination (peintres, musiciens, poètes et orateurs).
Les croyances de demain.
Dix ans de philosophie (1890-1900).
Le sentiment religieux en France.
G. Ballet.
Langage intérieur et aphasie. 2ᵉ éd.
Beaussire.
Antécédents de l'hégélianisme dans la philosophie française.
Bergson.
Le rire. 3ᵉ édit.
Ernest Bersot.
Libre philosophie.
Bertauld.
De la philosophie sociale.
Binet.
Psychologie du raisonnement. 3ᵉ éd.
Hervé Blondel.
Les approximations de la vérité.
C. Bos.
Psychologie de la croyance. 2ᵉ éd.
M. Boucher.
Essai sur l'hyperespace, le temps, la matière et l'énergie.
C. Bouglé.
Les sciences sociales en Allemagne. 2ᵉ édit.
J. Bourdeau.
Les maîtres de la pensée contemporaine. 3ᵉ éd.
E. Boutroux.
Contig. des lois de la nature. 4ᵉ éd.
Brunschvicg.
Introduction à la vie de l'esprit.
Carus.
La conscience du moi.
Coste.
Dieu et l'Âme. 2ᵉ édit.
G. Danville.
Psychologie de l'amour. 3ᵉ édit.

L. Dauriac.
La psychol. dans l'Opéra français.
Delbœuf.
Matière brute et matière vivante.
L. Dugas.
Le psittacisme et la pensée symbolique.
La timidité. 3ᵉ édit.
Psychologie du rire.
L'absolu.
Dunan.
Théorie psychologique de l'espace.
Duprat.
Les causes sociales de la folie.
Le mensonge.
Durand (DE GROS).
Questions de philosophie morale et sociale.
E. Durkheim.
Les règles de la méthode sociologique. 3ᵉ édit.
E. d'Eichthal.
Correspondance inédite de J. Stuart Mill avec G. d'Eichthal.
Les probl. sociaux et le socialisme.
Encausse (PAPUS).
L'occultisme et le spiritualisme. 2ᵉ édit.
A. Espinas.
La philosophie expérimentale en Italie.
E. Faivre.
De la variabilité des espèces.
Ch. Féré.
Sensation et mouvement. 2ᵉ édit.
Dégénérescence et criminalité. 3ᵉ éd.
E. Ferri.
Les criminels dans l'art et la littérature. 2ᵉ édit.
Ferens-Govaert.
Essai sur l'art contemporain. 2ᵉ éd.
La tristesse contemporaine. 4ᵉ éd.
Psychologie d'une ville. Essai sur Bruges. 2ᵉ édit.
Nouveaux essais sur l'art contemporain.
M. de Fleury.
L'âme du criminel.
Fonsegrive.
La causalité efficiente.

A. Fouillée.
La propriété sociale et la démocratie. Nouv. éd.

E. Fournière.
Essai sur l'individualisme.

Ad. Franck.
Philosophie du droit pénal. 5ᵉ édit.
Des rapports de la religion et de l'État. 2ᵉ édit.
La philosophie mystique en France au xviiⁱᵉ siècle.

Gauckler.
Le beau et son histoire.

E. Goblot.
Justice et liberté.

J. Grasset.
Les limites de la biologie. 2ᵉ édit.

G. de Greef.
Les lois sociologiques. 3ᵉ édit.

Guyau.
La genèse de l'idée de temps. 2ᵉ éd.

E. de Hartmann.
La Religion de l'avenir. 5ᵉ édition.
Le Darwinisme. 7ᵉ édition.

R. C. Herckenrath.
Probl. d'esthétique et de morale.

Marie Jaëll.
La musique et la psycho-physiologie.

W. James.
La théorie de l'émotion.

Paul Janet.
La philosophie de Lamennais.

J. Lachelier.
Du fondement de l'induction. 4ᵉ éd.

Mᵐᵉ Lampérière.
Le rôle social de la femme.

A. Landry.
La responsabilité pénale.

J.-L. de Lanessan.
Morale des philosophes chinois.

Lange.
Les émotions. 2ᵉ édit.

Lapie.
La justice par l'État.

Auguste Laugel.
L'Optique et les Arts.

Gustave Le Bon.
Lois psychologiques de l'évolution des peuples. 7ᵉ éd.
Psychologie des foules. 9ᵉ éd.

Lechalas.
Étude sur l'espace et le temps.

F. Le Dantec.
Le déterminisme biologique. 2ᵉ éd.
L'individualité et l'erreur individualiste.
Lamarckiens et darwiniens. 2ᵉ éd.

G. Lefèvre.
Obligation morale et idéalisme.

Liard.
Les Logiciens anglais contemporains. 4ᵉ édition.
Définitions géométriques. 3ᵉ édit.

H. Lichtenberger.
La philosophie de Nietzsche. 8ᵉ éd.
Aphorismes et fragments choisis de Nietzsche. 2ᵉ édit.

Lombroso.
L'anthropologie criminelle. 5ᵉ éd.
Nouvelles recherches de psychiatrie et d'anthropologie criminelle.
Les applications de l'anthropologie criminelle.

John Lubbock.
Le bonheur de vivre. 2 vol. 8ᵉ éd.
L'emploi de la vie. 5ᵉ édit.

G. Lyon.
La philosophie de Hobbes.

E. Marguery.
L'œuvre d'art et l'évolution.

Mariano.
La Philosophie contemp. en Italie.

Marion.
J. Locke, sa vie, son œuvre. 2ᵉ édit.

Maus.
La justice pénale.

Mauxion.
L'éducation par l'instruction.
Nature et éléments de la moralité.

G. Milhaud.
Essai sur les conditions et les limites de la certitude logique. 2ᵉ édit.
Le Rationnel.

Mosso.
La peur. 2ᵉ éd.
La fatigue intellect. et phys. 3ᵉ éd.

E. Murisier.
Les maladies du sentiment religieux. 2ᵉ édit.

A. Naville.
Nouvelle classification des sciences. 2ᵉ édit.

Max Nordau.
Paradoxes psychologiques. 5ᵉ éd
Paradoxes sociologiques. 4ᵉ édit.
Psycho-physiologie du génie et du talent. 3ᵉ édit.

Novicow.
L'avenir de la race blanche.

Ossip-Lourié.
Pensées de Tolstoï. 2ᵉ édit.
Philosophie de Tolstoï. 2ᵉ édit
La philos. soc. dans le théât. d'Ibsen.
Nouvelles pensées de Tolstoï.
Le bonheur et l'intelligence.

G. Palante.
Précis de sociologie. 2ᵉ édit.

Paulhan.
Les phénomènes affectifs. 2ᵉ édit.
J. de Maistre, sa philosophie.
Psychologie de l'invention.
Analystes et esprits synthétiques.

J. Philippe.
L'image mentale.

F. Pillon.
La philosophie de Charles Secrétan.

Mario Pilo.
La psychologie du beau et de l'art.

Ploger.
Le monde physique.

Queyrat.
L'imagination chez l'enfant. 3ᵉ édit.
L'abstraction, son rôle dans l'éducation intellectuelle.
Les caractères et l'éducation morale.
La logique chez l'enfant et sa culture. 2ᵉ éd.

P. Regnaud.
Précis de logique évolutionniste.
Comment naissent les mythes.

Charles de Rémusat.
Philosophie religieuse.

G. Renard.
Le régime socialiste. 4ᵉ édit.

A. Réville
Dogme de la divinité de Jésus-Christ. 3ᵉ éd.

Th. Ribot.
La philos. de Schopenhauer. 9ᵉ éd.
Les maladies de la mémoire. 17ᵉ éd.
Les maladies de la volonté. 19ᵉ éd.
Les maladies de la personnalité. 11ᵉ édit.
La psychologie de l'attention. 7ᵉ éd.

G. Richard.
Socialisme et science sociale. 2ᵉ éd.

Ch. Richet.
Psychologie générale. 5ᵉ éd.

De Roberty.
L'inconnaissable.
L'agnosticisme. 2ᵉ édit.
La recherche de l'Unité.
Auguste Comte et H. Spencer. 2ᵉ éd.
Le bien et le mal.
Psychisme social.
Fondements de l'éthique.
Constitution de l'éthique.
Frédéric Nietzsche.

Roisel.
De la substance.
L'idée spiritualiste. 2ᵉ édit.

Roussel-Desplerres
L'idéal esthétique.

Émile Saisset.
L'âme et la vie.

Schopenhauer.
Le libre arbitre. 9ᵉ édition.
Le fondement de la morale. 8ᵉ édit.
Pensées et fragments. 18ᵉ édition.

Camille Selden.
La Musique en Allemagne.

P. Sollier
Les phénomènes d'autoscopie.

Herbert Spencer.
Classification des sciences. 7ᵉ édit.
L'individu contre l'État. 5ᵉ éd.

Stuart Mill.
Auguste Comte et la philosophie positive. 6ᵉ édition.
L'Utilitarisme. 3ᵉ édition.

Sully Prudhomme et Ch. Richet.
Le probl. des causes finales. 2ᵉ éd.

Tanon.
L'évol. du droit et la conscience soc.

Tarde.
La criminalité comparée. 5ᵉ éd.
Les transformations du droit. 8ᵉ éd.
Les lois sociales. 2ᵉ édit.

Thamin.
Éducation et positivisme. 2ᵉ éd.

P.-F. Thomas.
La suggestion, son rôle dans l'éducation intellectuelle. 2ᵉ édit.
Morale et éducation.

Tissié.
Les rêves. 2ᵉ édit.

Vianna de Lima.
L'homme selon le transformisme.

T. Wechniakoff.
Savants, penseurs et artistes.

Wundt.
Hypnotisme et suggestion.

Zeller.
Christ. Baur et l'école de Tubingue.

Th. Ziegler.
La question sociale est une question morale. 3ᵉ éd.

Derniers volumes publiés :

A. Bayet.
La morale scientifique.

A. Cresson.
La morale de Kant. 2ᵉ éd.

Marie Jaëll.
L'intelligence et le rythme dans les mouvements artistiques.

C.-A. Laisant.
L'éduc. fondée sur la science. 2ᵉ éd.

W.-R. Paterson (Swift)
L'éternel conflit.

Paulhan.
La fonction de la mémoire.

Queyrat.
Les jeux des enfants.

VOLUMES IN-8.

Brochés, à 5, 7 50 et 10 fr.; cart. angl., 1 fr. de plus par vol. ; reliure, 2 fr.

Ch. Adam.
La philosophie en France (première
moitié du xixᵉ siècle).   7 fr. 50

Agassiz.
De l'espèce et des classifications. 5 fr.

Alengry.
La sociologie chez Aug. Comte.
10 fr.

Matthew Arnold.
La crise religieuse.   7 fr. 50

Arréat.
Psychologie du peintre.   5 fr.

P. Aubry.
La contag. du meurtre. 3ᵉ éd. 5 fr.

Alex. Bain.
La logique inductive et déductive.
3ᵉ édit. 2 vol.   20 fr.
Les sens et l'intell. 3ᵉ édit. 10 fr.

J.-M. Baldwin.
Le développement mental chez
l'enfant et dans la race. 7 fr. 50

Barthélemy Saint-Hilaire.
La philosophie dans ses rapports
avec les sciences et la religion. 5 fr.

Barzellotti.
La philosophie de H. Taine. 7 fr. 50

Bergson.
Essai sur les données immédiates
de la conscience. 3ᵉ édit. 3 fr. 75
Matière et mémoire. 3ᵉ édit. 5 fr.

A. Bertrand.
L'enseignement intégral.   5 fr.
Les études dans la démocratie. 5 fr.

Em. Boirac.
L'idée du phénomène.   5 fr.

Bouglé.
Les idées égalitaires.   3 fr. 75

L. Bourdeau.
Le problème de la mort. 3ᵉ éd. 5 fr.
Le problème de la vie.   7 fr. 50

Bourdon.
L'expression des émotions et des
tendances dans le langage. 7 fr. 50

Em. Boutroux.
Études d'histoire de la philosophie.
2ᵉ édit.   7 fr. 50

L. Bray.
Du beau.   5 fr.

Brochard.
De l'erreur. 2ᵉ éd.   5 fr.

Brunschvicg.
Spinoza.   3 fr. 75
La modalité du jugement   5 fr.

Ludovic Carrau.
La philosophie religieuse en Angleterre depuis Locke.   5 fr.

Ch. Chabot.
Nature et moralité.   5 fr.

Clay.
L'alternative. 2ᵉ éd.   10 fr.

Collins.
Résumé de la phil. de H. Spencer.
4ᵉ éd.   10 fr.

Aug. Comte.
La sociologie.   7 fr. 50

A. Coste.
Principes d'une sociol. obj. 3 fr. 75
L'expérience des peuples.   10 fr.

Crépieux-Jamin.
L'écriture et le caractère. 4ᵉ éd.
7 fr. 50

A. Cresson.
La morale de la raison théorique.
5 fr.

Devaule.
Condillac et la psychologie anglaise
contemporaine.   5 fr.

G. Dumas.
La tristesse et la joie.   7 fr. 50

G.-L. Duprat.
L'instabilité mentale.   5 fr.

Duproix.
Kant et Fichte et le problème de
l'éducation. 2ᵉ édit.   5 fr.

Durand (de Gros).
Taxinomie générale.   5 fr.
Esthétique et morale.   5 fr.
Variétés philosophiques. 2ᵉ éd. 5 fr.

Durkheim.
De la div. du trav. soc. 2ᵉ éd. 7 fr. 50
Le suicide, étude sociolog. 7 fr. 50
L'année sociologique. 7 volumes :
1896-97, 1897-98, 1898-99, 1899-1900,
1900-1901. Chacune.   10 fr.
1901-1902, 1902-1903. Chac. 12 fr. 50

V. Egger.
La parole intérieure. 2ᵉ éd.   5 fr.

A. Espinas.
La philosophie sociale au xviiiᵉ siècle et la Révolution.   7 fr. 50

G. Ferrero.
Les lois psychologiques du sym-
bolisme.   5 fr.

Louis Ferri.
La psychologie de l'association, depuis Hobbes.   7 fr. 50

Flint.
La philosophie de l'histoire en Allemagne.   7 fr. 50

Fonsegrive.
Le libre arbitre. 2ᵉ éd.   10 fr.
M. Foucault.
La psychophysique.   7 fr. 50
Alf. Fouillée.
La liberté et le déterminisme.
4ᵉ édit.   7 fr. 50
Critique des systèmes de morale
contemporains. 4ᵉ éd.   7 fr. 50
La morale, l'art et la religion, d'a-
près Guyau. 5ᵉ éd.   3 fr. 75
L'avenir de la métaphysique fondée
sur l'expérience.   5 fr.
L'évolutionnisme des idées-forces.
     7 fr. 50
La psychologie des idées-forces.
2 vol.   15 fr.
Tempérament et caractère. 3ᵉ édit.
     7 fr. 50
Le mouvement idéaliste. 2ᵉ éd. 7 fr. 50
Le mouvement positiviste. 2ᵉ édit.
     7 fr. 50
Psychologie du peuple français.
3ᵉ édit.   7 fr. 50
La France au point de vue moral.
2ᵉ édit.   7 fr. 50
Esquisse psychologique des peu-
ples européens. 3ᵉ édit.   10 fr.
Nietzsche et l'immoralisme.   5 fr.
Ad. Franck.
La philosophie du droit civil. 5 fr.
G. Fulliquet.
Sur l'obligation morale.   7 fr. 50
Garofalo.
La criminologie. 5ᵉ édit.   7 fr. 50
La superstition socialiste.   5 fr.
L. Gérard-Varet.
L'ignorance et l'irréflexion.   5 fr.
E. Goblot.
La classific. des sciences.   5 fr.
A. Godfernaux.
Le sentiment et la pensée.   5 fr.
G. Gory.
L'immanence de la raison dans la
connaissance sensible.   5 fr.
R. de la Grasserie.
De la psychologie des religions. 5 fr.
G. de Greef.
Le transformisme social. 2ᵉ éd. 7 fr. 50
La sociologie économique. 3 fr. 75
K. Groos.
Les jeux des animaux.   7 fr. 50
Gurney, Myers et Podmore
Les hallucin. télépath. 4ᵉ éd. 7 fr. 50
Guyau.
La morale angl. cont. 5ᵉ éd. 7 fr. 50
Les problèmes de l'esthétique con-
temporaine. 5ᵉ éd.   5 fr.
Esquisse d'une morale sans obli-
gation ni sanction. 6ᵉ éd.   5 fr.
L'irréligion de l'avenir. 9ᵉ éd. 7 fr. 50

L'art au point de vue sociologique.
6ᵉ éd.   7 fr. 50
Hérédité et éducation. 7ᵉ éd.   5 fr.
E. Halévy.
La form. du radicalisme philos.
I. La jeunesse de Bentham. 7 fr. 50
II. Évol. de la doctr. utilitaire,
1789-1815.   7 fr. 50
III. Le radicalisme philos. 3 fr. 50
Hannequin.
L'hypoth. des atomes. 2ᵉ éd. 7 fr. 50
P. Hartenberg.
Les timides et la timidité. 2ᵉ éd. 5 fr.
G. Hirth.
Physiologie de l'art.   5 fr.
H. Hoffding.
Esquisse d'une psychologie fondée
sur l'expérience. 2ᵉ édit.   7 fr. 50
J. Izoulet.
La cité moderne. 6ᵉ éd.   10 fr.
Paul Janet.
Les causes finales. 4ᵉ édit.   10 fr.
Œuvres phil. de Leibniz. 2ᵉ édition.
2 vol.   20 fr.
Victor Cousin et son œuvre. 3ᵉ édit.
     7 fr. 50
Pierre Janet.
L'automatisme psychol. 4ᵉ éd. 7 fr. 50
J. Jaurès.
De la réalité du monde sensible.
2ᵉ édition.   7 fr. 50
Karppe.
Études d'histoire de philosophie.
     3 fr. 75
A. Lalande.
La dissolution opposée à l'évolu-
tion, dans les sciences phys. et
mor.   7 fr. 50
Lang.
Mythes, cultes et religions.   10 fr.
P. Lapie.
Logique de la volonté.   7 fr. 50
E. de Laveleye.
De la propriété et de ses formes
primitives. 5ᵉ édit.   10 fr.
Le gouvernement dans la démocra-
tie. 3ᵉ éd. 2 vol.   15 fr.
Gustave Le Bon.
Psych. du socialisme. 3ᵉ éd. 7 fr. 50
G. Lechalas.
Études esthétiques.   5 fr.
Lechartier.
David Hume, moraliste et socio-
logue.   5 fr.
Leclère.
Le droit d'affirmer.   5 fr.
F. Le Dantec.
L'unité dans l'être vivant.   7 fr. 50
Les limites du connaissable. 2ᵉ éd.
     3 fr. 75

X. Léon.
La philosophie de Fichte.   10 fr.

L. Lévy-Bruhl.
La philosophie de Jacobi.   5 fr.
Lettres inédites de J. Stuart Mill à Auguste Comte.   10 fr.
La philos. d'Aug.Comte.2ᵉ éd.7fr.50
La morale et la science des mœurs. 2ᵉ éd.   5 fr.

Liard.
La science positive et la métaphysique. 4ᵉ édit.   7 fr. 50
Descartes. 2ᵉ édit.   5 fr.

H. Lichtenberger.
Richard Wagner, poète et penseur. 3ᵉ édit.   10 fr.

Lombroso.
La femme criminelle et la prostituée (en collab. avec M. Ferrero). 1 vol., avec planches.   15 fr.
Le crime polit.et les révol. (en collab. avec M. Laschi). 2 vol. 15 fr.
L'homme criminel. 3ᵉ édit. 2 vol., avec atlas.   36 fr.

É. Lubac.
Esquisse d'un système de psychol. rationnelle.   3 fr. 75

G. Lyon.
L'idéalisme en Angleterre au xviiiᵉ siècle.   7 fr. 50

P. Malapert.
Les éléments du caractère.   5 fr.

Marion.
La solidarité morale. 5ᵉ édit. 5 fr.

Fr. Martin.
La perception extérieure et la science positive,   5 fr.

J. Maxwell.
Les phénomènes psych. 2ᵉ éd. 5 fr.

Max Muller.
Nouv. études de Mythol.   12 fr. 50

Myers.
La personnalité humaine.   7 fr. 50

E. Naville.
La logique de l'hypothèse.2ᵉéd.5fr.
La physique moderne. 2ᵉ édit. 5 fr.
La définition de la philosophie. 5 fr.
Les philosophies négatives.   5 fr.
Le libre arbitre. 2ᵉ édition.   5 fr.

Max Nordau.
Dégénérescence. 2v. 6ᵉ éd. 17 fr. 50
Les mensonges conventionnels de notre civilisation. 8ᵉ éd.   5 fr.
Vus du dehors.   5 fr.

Novicow.
Les luttes entre sociétés humaines. 2ᵉ édit.   10 fr.
Les gaspillages des sociétés modernes. 2ᵉ édit.   5 fr.

H. Oldenberg.
Le Bouddha, sa vie, sa doctrine, sa communauté. 2ᵉ éd.   7 fr. 50
La religion du Véda.   10 fr.

Ossip-Lourié.
La philosophie russe contemp. 5 fr.

Ouvré.
Form.littér.de la pensée grecq. 10 fr.

G. Palante.
Combat pour l'individu.   3 fr. 75

Fr. Paulhan.
L'activité mentale et les éléments de l'esprit.   10 fr.
Esprits logiques et esprits faux.   7 fr. 50
Les caractères. 2ᵉ édition.   5 fr.

Payot.
L'éducation de la volonté.20ᵉéd.5fr.
La croyance. 2ᵉ éd.   5 fr.

Jean Pérès.
L'art et le réel.   3 fr. 75

Bernard Perez.
Les trois premières années de l'enfant. 5ᵉ édit.   5 fr.
L'éd. mor. dès le berceau. 4ᵉ éd. 5fr.
L'éd. intell.dès le berceau.2ᵉ éd.5fr.

C. Piat.
La personne humaine.   7 fr. 50
Destinée de l'homme.   5 fr.

Picavet.
Les idéologues.   10 fr.

Piderit.
La mimique et la physiognomonie, avec 95 fig.   5 fr.

Pillon.
L'année philosophique. 12 vol.:1890, 1891, 1892, 1894, 1895, 1896, 1897, 1898, 1899, 1900, 1901, 1902. Séparément   5 fr.

J. Ploger.
La vie et la pensée.   5 fr.
La vie sociale, la morale et le progrès.   5 fr.

Preyer.
Éléments de physiologie.   5 fr.
L'âme de l'enfant.   10 fr.

L. Proal.
Le crime et la peine. 3ᵉ éd.   10 fr.
La criminalité politique.   5 fr.
Le crime et le suicide passionnels.   10 fr.

F. Rauh.
De la méthode dans la psychologie des sentiments.   5 fr.
L'expérience morale.   3 fr. 75

Récéjac.
La connaissance mystique.   5 fr.

Renard.
La méthode scientifique de l'histoire littéraire.   10 fr.

Renouvier.
Les dilem. de la métaph. pure. 5 fr.
Hist. et solut. des problèmes mé-
    taphysiques. 7 fr. 50
Le personnalisme. 10 fr.

Th. Ribot.
L'hérédité psycholog. 5e éd. 7 fr. 50
La psychologie anglaise contem-
    poraine. 3e éd. 7 fr. 50
La psychologie allemande contem-
    poraine. 4e éd. 7 fr. 50
La psych. des sentim. 4e éd. 7 fr. 50
L'évol. des idées générales. 2e éd. 5 fr.
L'imagination créatrice. 2e éd. 5 fr.

Ricardou.
De l'idéal. 5 fr.

G. Richard.
L'idée d'évolution dans la nature
    et dans l'histoire. 7 fr. 50

E. de Roberty
Ancienne et nouvelle philos. 7 fr. 50
La philosophie du siècle. 5 fr.
Nouveau programme de sociol. 5 fr.

Romanes.
L'évol. ment. chez l'homme. 7 fr. 50

Ruyssen.
Évolut. psychol. du jugement. 5 fr.

A. Sabatier.
Philosophie de l'effort. 7 fr. 50

Emile Saigey.
Les sciences au XVIIIe siècle. La
    physique de Voltaire. 5 fr.

E. Sanz y Escartin.
L'individu et la réforme sociale.
    7 fr. 50

Schopenhauer.
Aphorisme sur la sagesse dans la
    vie. 7e éd. 5 fr.
Le monde comme volonté et repré-
    sentation. 3e éd. 3 vol. 22 fr. 50

Séailles.
Ess. sur le génie dans l'art. 2e éd. 5 fr.

Sergi.
La psychologie physiolog. 7 fr. 50

Sighele.
La foule criminelle. 2e édit. 5 fr.

Sollier.
Psychologie de l'idiot et de l'im-
    bécile. 2e éd. 5 fr.
Le problème de la mémoire. 3 fr. 75

Souriau.
L'esthétique du mouvement. 5 fr.
La suggestion dans l'art. 5 fr.
La beauté rationnelle. 10 fr.

Herbert Spencer.
Les premiers principes. 9e éd. 10 fr.
Principes de psychologie. 2 vol. 20 fr.
Princip. de biologie. 5e éd. 2 v. 20 fr.
Princip. de sociol. 4 vol. 36 fr. 25
Essais sur le progrès. 5e éd. 7 fr. 50
Essais de politique. 4e éd. 7 fr. 50
Essais scientifiques. 3e éd. 7 fr. 50
De l'éducation physique, intellec-
    tuelle et morale. 11e édit. 5 fr.

Stein.
La question sociale au point de
    vue philosophique. 10 fr.

Stuart Mill.
Mes mémoires. 3e éd. 5 fr.
Système de logique déductive et
    inductive. 4e édit. 2 vol. 20 fr.
Essais sur la Religion. 4e édit. 5 fr.

James Sully.
Le pessimisme. 2e éd. 7 fr. 50
Études sur l'enfance. 10 fr.

G. Tarde.
La logique sociale. 2e édit. 7 fr. 50
Les lois de l'imitation. 4e éd. 7 fr. 50
L'opposition universelle. 7 fr. 50
L'opinion et la foule. 2e édit. 5 fr.
Psychologie économique. 2 vol. 15 fr.

Em. Tardieu.
L'ennui. 5 fr.

P.-Félix Thomas.
L'éduc. des sentiments. 2e éd. 5 fr.
Pierre Leroux. Sa philosophie. 5 fr.

Thouverez.
Réalisme métaphysique. 5 fr.

Et. Vacherot.
Essais de philosophie critique. 7 fr. 50
La religion. 7 fr. 50

L. Weber.
Vers le positivisme absolu par
    l'idéalisme. 7 fr. 50

Derniers volumes publiés :

Daurlac.
Essai sur l'esprit musical. 5 fr.

Draghicesco
Rôle de l'individu dans le déter-
    minisme social. 7 fr. 50

E. Fournière.
Théories social. au XIXe siècle. 7 fr. 50

E. Gley.
Études de psycho-physiologie. 5 fr.

Jacoby.
La sélect. chez l'homme. 2e éd. 10 fr.

Lauvrière.
Edgar Poë. Sa vie. Son œuvre. 10 fr.

A. Lévy
La philosophie de Feuerbach. 10 fr.

Th. Ribot.
La logique des sentiments. 3 fr. 75

G. Saint-Paul.
Le langage intérieur et les para-
    phasies. 5 fr.

James Sully.
Essai sur le rire. 7 fr. 50

1031-01. — Coulommiers. Imp. PAUL BRODARD. — 11-04.